Gesund in sieben Tagen

Dr. med. Raimund von Helden

Gesund in sieben Tagen

Erfolge mit der Vitamin-D-Therapie

Ein Leitfaden für die Praxis

Hygeia-Verlag

Haftungsausschluß

Dieses Buch wurde sorgfältig erarbeitet. Dennoch übernehmen Autor und Verlag keine Haftung für die Richtigkeit von Angaben und Empfehlungen sowie für eventuelle Druckfehler. Bei Beschwerden und Erkrankungen ist unbedingt ärztlicher Rat einzuholen.

Bibliografische Informationen sind bei der Deutschen Bibliothek
im Internet unter www.dnb.de abrufbar.

Raimund von Helden: *Gesund in sieben Tagen.*
Erfolge mit der Vitamin-D-Therapie. Ein Leitfaden für die Praxis.
Symptome, Nachweis, Abhilfe.
unter Mitarbeit von Thomas Klein
Hygeia-Verlag Dresden 2011
Erweiterte 18. Auflage 2015
22. Auflage 2016

Lektorat: Thomas Klein

ISBN 978-3-939865-12-4

www.hygeia.de

Niemand wird Krankheiten heilen können,
der nicht die wirklichen Ursachen kennt.

AURELIUS CORNELIUS CELSUS

Inhalt

Vorwort 11

Überraschung nach zwanzig Berufsjahren als Arzt 12

Die Symptome des Vitamin-D-Mangels 15

Typische Beschwerden bei Vitamin-D-Mangel 17

Fallbeispiele 28

Normaler, natürlicher
und optimaler Vitamin-D-Spiegel 59

Die Ermittlung des Vitamin-D-Spiegels 63

Die Vitamin-D-Therapie 71

Der Vitamin-D-Gehalt der Nahrung 96

Richtiges Sonnenbaden mit hohem Vitamin-D-Gewinn 99

Bedenken gegen Vitamin D 104

Rasche Besserung
der Vegetativen Dystonie durch Vitamin D 112

Zur Versorgung mit Vitamin D, K_1 und K_2,
mit Magnesium, Calcium und Phosphat 115

Literaturverzeichnis 139

Sachwortverzeichnis 147

Danksagung

Mein Dank gilt meiner Ehefrau Maria und unseren drei Kindern für ihre kritische Begleitung des Projektes; Herrn THOMAS KLEIN vom Hygeia-Verlag für seine klaren Konzepte und unermüdliche fachkundige Betreuung; meinem Praxiskollegen Dr. STEPHAN MÖNNINGHOFF für seine kollegiale Begleitung; Professor ARMIN ZITTERMANN (Bad Oeynhausen) für seine freundschaftliche Beratung; Professor JÖRG REICHRATH (Homburg, Saar) für seine herzliche Aufnahme; Professor JÖRG SPITZ (Schlangenbad) für seine Impulse; Dr. WILLIAM B. GRANT (San Franciso, USA) für seine klaren Antworten auf meine vielen Fragen; Professor MICHAEL F. HOLICK (Boston, USA) für seine fachlichen Anregungen; Professor REINHOLD VIETH (Toronto, Kanada) für seine klärenden Hinweise; den Kollegen der internationalen *Vitamin-D-Research-Group* sowie allen Unterstützern des Projektes *VitaminDelta.*

Über den Verfasser

Dr. med. RAIMUND VON HELDEN ist seit 1984 als Arzt tätig – ab 1991 in einer Gemeinschaftspraxis für Allgemeinmedizin in Lennestadt. Er berichtet in diesem Buch über die Erfolge bei der Behandlung des akuten Vitamin-D-Mangelsyndroms sowie darüber, wie wichtig Vitamin D für die Wiedergewinnung und Erhaltung unserer Gesundheit ist.

Der Verfasser freut sich über die Reaktion der Leser und ist dankbar für Anregungen und Kritik. Er ist zu erreichen über www.vitaminDelta.de.

Vorwort

Dr. Raimund von Helden informiert mit seinem Buch *Gesund in sieben Tagen* über Vitamin D bei der Behandlung vieler Erkrankungen. Das MANOS-Konzept (Muskulatur, Adynamie, Nervensystem, Orthostase, Skelettschäden) erfaßt die wichtigsten Symptome des akuten Vitamin-D-Mangels. Das Buch enthält viele aufschlußreiche Fallberichte. Es zeigt, wie diese Beschwerden und Erkrankungen durch Beseitigung der Ursache dauerhaft überwunden werden können.

Vitamin-D-Mangel ist heutzutage weit verbreitet und bei vielen Patienten eine wesentliche Krankheitsursache. Die Wissenschaft hat gezeigt, daß der gesundheitlich optimale Vitamin-D-Spiegel oberhalb von 40 ng/ml liegt. Dies ist auch der Bereich, in dem sich das Risiko für Infekte, Herzerkrankungen und Krebs deutlich verringert. Die Lebenserwartung würde dadurch ebenfalls zunehmen.

Wer Gesundheit, Lebensfreude und Schaffenskraft wiedergewinnen und auch im Alter bewahren möchte, sollte sich das Wissen aneignen, das mit diesem Buch vermittelt wird.

William B. Grant, Ph.D. – San Francisco Juni 2011
Autor von über hundert wissenschaftlichen Artikeln über Vitamin D und Gründungsdirektor des *Sunlight, Nutrition And Health Research Center* – www.sunarc.org

Überraschung nach zwanzig Berufsjahren als Arzt

Bereits zwanzig Jahre hatte ich als Arzt gearbeitet, als ich 2005 erstmalig den Vitamin-D-Gehalt im Blut einer Patientin bestimmen ließ: Der Wert lag unterhalb der Meßbarkeitsschwelle von 7 ng/ml. Mich quälte ein schlechtes Gewissen, weil ich bis dahin dieser Patientin die richtige Behandlung schuldig geblieben bin, obwohl Vitamin D zu geringen Preisen verfügbar war.

Es verging danach kaum ein Tag, an dem ich nicht weitere Patienten mit einem starken Defizit entdeckte. Vitamin-D-Mangel erwies sich als ein Massenphänomen. Es ist der häufigste pathologische Laborwert in Deutschland, ebenso wie in anderen Industrieländern. Es ist erschütternd, daß diese Tatsache in der praktizierten Medizin bislang unberücksichtigt blieb, obwohl die wissenschaftlichen Erkenntnisse klar und eindeutig sind.

Mit frei verkäuflichen Vitamin-D- oder Multivitaminpräparaten kann kein optimaler Vitamin-D-Spiegel erreicht werden. Die erforderliche Dosis ist dafür viel zu gering. Mit den üblichen Empfehlungen zur Vitamin-D-Einnahme bleibt der Mangel bestehen, ja nicht einmal ein guter Vitamin-D-Spiegel kann aufrechterhalten werden. Aufgrund dessen steigerte ich die Vitamin-D-Zufuhr so weit, bis meine Patienten ein optimales Niveau erreichten, wie es bei Naturvölkern in den sonnenreichen Ländern üblich ist.

Bei Erreichen eines optimalen Vitamin-D-Spiegels stellten sich unglaubliche Heilungserfolge ein: Allergien gegen Nüsse, Äpfel und Tierhaare verschwanden, Migräne ging zurück, Schwindelanfälle mit Hörstörungen blieben aus (Morbus Menière), chronische Rückenschmerzen verflüchtigten sich, die Stimmung der Patienten verbesserte sich, Wadenkrämpfe blieben ebenso aus wie Sonnenallergie und jahrelange Mattigkeit. Chronische Müdigkeit und Depressionen konnten in vielen Fällen schon nach einer Woche gebessert werden. Bei Knochenschmerzen dauerte die Heilung allerdings länger, mitunter einige Monate.

Die Vitamin-D-Therapie ist preiswert, einfach und risikofrei. Ein Mangel an Vitamin D kann exakt festgestellt und mit einem Naturstoff schnell behoben werden. Jeder Arzt sollte die Vitamin-D-Therapie in seine Praxis integrieren, denn viele Patienten leiden unter einem starken Defizit. Dies gilt sogar im Sommer, mehr noch im Winter. Zur Vitamin-D-Therapie gibt es keine Alternative. Denn nur auf diese Weise wird die Ursache dieser Mangelerkrankungen beseitigt.

Die Vitamin-D-Therapie kann mit Präparaten oder durch Bestrahlung durchgeführt werden. Bei Präparaten ist eine genaue Dosierung möglich und der optimale Vitamin-D-Spiegel wird binnen weniger Tage erreicht. Bei der Bestrahlung dauert es länger, bis die Speicher wieder gefüllt sind und ein optimaler Vitamin-D-Spiegel erreicht ist. Selbst bei einer Höhenkur sind dafür meist zwei Monate erforderlich.

Die Sonnentherapie ist uralt. Schon in der Antike wurde sie mit Erfolg praktiziert. Auch Hippokrates empfahl das tägliche Sonnenbaden.

Der wirkliche Vitamin-D-Bedarf wird immer noch unterschätzt. Wir müssen uns an dem Niveau orientieren, das

Naturvölker in den Tropen erreichen. Nur so läßt sich die Gesundheit dauerhaft erhalten. Erstaunlich ist, daß aufgrund der behördlichen Überwachung Tiere in Deutschland besser mit Vitamin D versorgt sind als die Menschen.

Der Buchtitel *Gesund in sieben Tage*n soll deutlich machen, daß bei Behebung eines Vitamin-D-Mangels Erkrankungen oft schlagartig verschwinden, selbst wenn die Patienten manchmal schon jahrelang darunter gelitten haben. Diese Erfolge sind jedoch nur zu erreichen, wenn ausreichend hohe Dosen eingenommen werden, so daß ein optimaler Vitamin-D-Spiegel erreicht und aufrechterhalten wird.

Dieses Buch zeigt, bei welchen Beschwerden und Erkrankungen Verdacht auf Vitamin-D-Mangel besteht. Die Lektüre hilft dem Leser, ein Vitamin-D-Bewußtsein, das heißt einen Blick für die vielfältigen Mangelsymptome zu entwikkeln. Denn oft wird jahrelang unergiebig therapiert, weil die wahre Ursache nicht erkannt wird. Anhand von Fallbeispielen erhält der Leser eine Vorstellung von der Wirksamkeit der Vitamin-D-Therapie.

Bis zu achtzig Prozent der Mangelpatienten erfahren eine Besserung durch die Vitamin-D-Therapie. Sind keine gesundheitlichen Verbesserungen festzustellen, so ist das auf andere Erkrankungen zurückzuführen, deren Ursachen gesucht werden sollten. Doch auch diese Patienten profitieren von der Anhebung des Vitamin-D-Spiegels auf ein optimales Niveau: Ihr Gesundheitszustand verbessert sich, das Krebsrisiko sinkt und die Lebenserwartung steigt. Denn Vitamin-D-Mangel erhöht wesentlich das Risiko für Krebserkrankungen, Diabetes mellitus, Multiple Sklerose, Autoimmunerkrankungen, Osteoporose, Arteriosklerose und Bluthochdruck.

Die Symptome des Vitamin-D-Mangels

Ein junger Mann kam langsam in mein Sprechzimmer. Er beklagte sich, daß er seine Arbeit in der Firma nicht mehr ausführen könne. „Ich bin total kaputt. Alles tut mir weh, ich bin hundemüde und kann nicht mehr richtig schlafen. Das wird seit Wochen immer schlimmer."

Er hatte seit drei Jahren keinen sonnigen Urlaub mehr gehabt. Sein Zigarettenkonsum lag bei einer Schachtel pro Tag. Mit der Beseitigung des Vitamin-D-Mangels stellte sich eine vollständige Erholung innerhalb von drei Tagen ein.

Unerkannter Vitamin-D-Mangel

Nach einer durchwachten Nacht mit ständigem Husten geht man am nächsten Morgen normalerweise zum Arzt. Demgegenüber gibt es zahlreiche Symptome, die so subtil und unscheinbar sind, daß viele sich erst nach langem Zögern trauen, den Arzt zu befragen. Kaum jemand geht zum Arzt, um dort vorzutragen: „Ich schlafe unruhig, ich habe Wadenkrämpfe, ich bin immer müde." So kommt es, daß die Betroffenen mit Vitamin-D-Mangel erst spät, zufällig oder gar nicht zum Arzt gelangen.

Beim Arzt werden diese Störungen oft als „psychisch-funktionelle Störungen der Befindlichkeit" abgetan. „Alles nur psychisch" – diese Bemerkung wird vom Patient im ersten Moment mit Erleichterung aufgenommen. Das bedeutet jedoch auch, hilflos zurückzubleiben. Viele Patienten ahnen, daß ihnen der Arzt bei solchen Beschwerden nicht helfen kann und verschweigen diese. Es ist kein Zufall, daß diese Symptome in der Universitätsmedizin nicht wahrgenommen werden. Nur Hausärzte, die täglich vor eine ungefilterte Schar von Patienten treten, wissen, wie häufig diese Störungen in Wirklichkeit sind.

„Machen Sie mal wieder Urlaub!" – Das ist ein gutgemeinter ärztlicher Rat, der Vitamin-D-Mangel als mögliche Krankheitsursache durchscheinen läßt. Doch nur wenige können diesen Rat befolgen und endlich Urlaub und Sonne genießen.

Typische Beschwerden bei Vitamin-D-Mangel

Akute Vitamin-D-Mangelerscheinungen sind meist schnell zu überwinden. Die Heilung chronischer Vitamin-D-Mangelerkrankungen erfordert hingegen Zeit und ist in vielen Fällen aufgrund der entstandenen degenerativen Schäden auch nicht mehr möglich. Dies betrifft vor allem die Deformation der Knochen bei Osteomalazie (Knochenerweichung, bei Kindern Rachitis genannt) sowie Wirbelkörperbrüche und Knochenschäden bei fortgeschrittener Osteoporose.

Wir befassen uns in diesem Buch mit dem akuten Vitamin-D-Mangelsyndrom, dessen typische Symptome fünf Gruppen zugeordnet werden können:

- *Muskulatur.* – Verkrampfung, Zucken, Zittern, Vibrieren, Schmerzen und Schwäche der Muskeln.
- *Adynamie.* – Kraftlosigkeit, Antriebslosigkeit, Energieverlust, dauernde Erschöpfung und Niedergeschlagenheit.
- *Nervensystem.* – Störung der Nervenfunktion, dadurch Schlafstörung, ständige Müdigkeit und Abgeschlagenheit, hoher Schlafbedarf, Kopfschmerzen, Konzentrationsstörungen, Rastlosigkeit und innere Unruhe, Verhaltensveränderungen, Koordinationsstörungen, deshalb auch Unsicherheit beim Gehen und Stehen.
- *Orthostase.* – Kreislauf- und Durchblutungsstörungen, Kältegefühl, besonders an Händen und Füßen.
- *Skelettschäden.* – Osteoporose (Schwund der Knochenmasse) und Osteomalazie (Schmerzen aufgrund der Erweichung und Deformation der Knochen).

Die Anfangsbuchstaben dieser fünf Gruppen lassen sich mit dem Akronym M-A-N-O-S einprägen.

Störung der Muskelfunktion. – Bei schwerem Vitamin-D-Mangel kommt es oft zu Lidzucken sowie Zuckungen der Arm- und Beinmuskeln, zum Vibrieren von Muskelfasern (Faszikulationen), ferner zu Krämpfen und Muskelschmerzen, vor allem nachts. Auch die Fußsohlen können sich verkrampfen und die Nackenmuskulatur kann verspannt sein. Vitamin-D-Mangel kann auch zu Herzmuskelschwäche führen.

Wie sind diese Symptome zu erklären? Die Funktion des Muskels ist von einer ausreichenden Calciumbereitstellung abhängig. Denn die Kontraktion einer Muskelzelle wird durch den Einstrom von Calcium gestartet. Fehlt es aufgrund eines Vitamin-D-Mangels an Calcium, so muß der Körper sparen und besonders nachts wird weniger Calcium für die Muskeln bereitgestellt. Dies erklärt vor allem das nächtliche Auftreten der Symptome, wie zum Beispiel die typischen Schmerzen in den Beinmuskeln. Eine Besserung wird meist innerhalb von sieben Tagen erreicht.

Adynamie. – Ein gesunder Mensch ist dynamisch, er hat Freude an Bewegung und Aktivität. Ein Kranker hingegen ist adynamisch, er leidet unter Schwäche, Erschöpfung und Antriebslosigkeit (Fatigue-Syndrom). Diese Patienten haben einen hohen Schlafbedarf, sind aber auch nach langem Schlaf nie richtig regeneriert und energiegeladen.

Lehrbücher der Medizin widmen diesem Phänomen ganze Kapitel, doch die vermutlich häufigste Ursache, Vitamin-D-Mangel, blieb bislang unerwähnt.

Wir verbinden den Begriff *Kalk* mit totem Stein. Die Bezeichnung des Spurenelements Calcium ist davon abgeleitet. Es hat jedoch eine extreme Reaktionsfähigkeit. Wird reines Calcium in Wasser geworfen, führt das zu einer heftigen chemischen Reaktion mit Zischen und Dampfen.

Die Calcium–Ionen im Organismus sind mit dem zu vergleichen, was beim Verbrennungsmotor die Zündspannung ist. Ist diese herabgesetzt, ist der Verbrennungsprozeß verlangsamt. Bei einem niedrigen Vitamin-D-Spiegel ist die Calciumversorgung gestört und folglich muß bei der Freisetzung des Calciums gespart werden. Aufgrund dessen gibt es Probleme, die Muskelzellen zur Aktivität anzutreiben, was zu Lasten der Muskelkraft geht und im Extremfall als bleierne Müdigkeit empfunden wird.

Die Symptome verstärken sich meist in der Nacht. Ist der Mangel besonders ausgeprägt, tritt auch tagsüber keine Normalisierung ein.

Eine Besserung der Adynamie wird mit der Vitamin-D-Therapie meist binnen sieben Tagen erreicht.

Störung der Nervenfunktion. – Ebenso wie die Muskelzelle wird auch die Nervenzelle durch einen Einstrom von Calcium aktiviert. Fehlt die erforderliche Zündspannung, dann geschieht im Gehirn das, was bei einem Computer mit schlechter Spannungsversorgung passiert. Wenn wir nachts geweckt werden, sind unsere geistigen Leistungen zunächst ziemlich schlecht. Bei Patienten mit schwerem Vitamin-D-Mangel ist dies ein Dauerzustand. – Ein Calciumdefizit im Gehirn infolge eines Vitamin-D-Mangels verschlechtert die geistigen Fähigkeiten. Die Unterversorgung mit Calcium führt über die Störung des Nervensystems zu unruhigem Schlaf und Schlaflosigkeit, zu ständiger Müdigkeit und Abgeschlagenheit, zu Konzentrationsstörungen, Rastlosigkeit und innerer Unruhe.

Dies ist auch im Zusammenhang damit zu sehen, daß bei gestörter Regulation der Gefäßmuskeln über Calcium-Ionen der absinkende Blutdruck ersatzweise über das Adrenalin-System stabilisiert wird. Dieses Feuerwehr-System bewirkt jedoch die Stimulation der Gehirnzellen, was besonders nachts stört. Bei Behebung des Mangels bessern sich die Symptome prompt, meist innerhalb von sieben Tagen.

Oft klagen die Patienten über Niedergeschlagenheit, Traurigkeit und Schwermut. Da ohne die Bestimmung des Vitamin-D-Spiegels die Ursache unerkannt bleibt, wird dieser depressive Zustand oft als „endogene Depression“ fehldiagnostiziert. Damit wird behauptet, daß keine äußere Ursache vorhanden sei. In Wirklichkeit handelt es sich in vielen Fällen um eine „Sekundäre Depression“, die erst infolge eines anhaltenden Mangels an Vitamin D entstanden ist. Der Beweis kann durch Heilung mit der Vitamin-D-Therapie erbracht werden. Selbstverständlich gibt es auch Depressionen mit anderer Ursache, die sich selbst bei ausreichender Versorgung mit Vitamin D nicht bessern.

Orthostase. – Wenn man aus liegender Position schnell aufsteht, reicht der Blutdruck mitunter nicht aus, alle Bereiche des Gehirns gut zu durchbluten: Es wird schwarz vor Augen. Der Fachbegriff für den „aufrechten Stand“ lautet „Ortho-Stase“. Der Mangel an Vitamin D ist vermutlich die wichtigste Ursache für orthostatische Probleme, für die sogenannten Kreislaufbeschwerden. Nach Behebung des Mangels bessern sich meist Kreislaufbeschwerden, Kopfschmerzen, die nach dem Aufstehen auftreten, Kopfschmerzen nach längerem Stehen, Übelkeit unter Belastung, anhaltender Kopfdruck, morgendliche Übelkeit, Kälteempfindlichkeit, Blässe, Einschlafen der Arme und Beine.

Vitamin-D-Mangel stört auch die Funktion der Gefäßmuskulatur. Ringmuskeln liegen um alle blutführenden Schläuche, so wie der Druckanzug eines Jet-Piloten. Das verhindert, daß in einer Kurve durch die Radialbeschleunigung das Blut in die Arterien der Beine gepreßt wird und im Gehirn fehlt. Das würde beim Piloten zu einem lebensbedrohlichen Black-Out führen. Bei Calciummangel ist die Aktivität dieser Ringmuskeln verringert. Plötzliches Aufstehen in der Nacht kann zu Schwindelgefühlen führen. Besteht ein ausgeprägter Vitamin-D-Mangel, kann es sogar am Tage zum Absacken des Blutdrucks mit Schwindel und Sehstörungen kommen.

Schmerzen und Druckgefühle im Kopf sind die Folge von Gegenreaktionen. Sobald ein verminderter Blutdruck durch die Drucksensoren in den Halsschlagadern gemessen wird, kommt es zu einer Notreaktion: Adrenalin und ähnlich wirkende Hormone werden schlagartig freigesetzt, um über eine Aktivierung der Ringmuskeln an den Gefäßen den Blutdruck zu stabilisieren. Dieses Adrenalin-System schaltet sich automatisch wie ein Turbo ein. Adrenalin und auch das wirkungsverwandte Angiotensin führen allerdings bei höherer Dosis zu einem Verkrampfen der Gefäßmuskeln im Kopf. Das wird als Kopfschmerz spürbar. Dieser Reflex kommt oft so schnell, daß unmittelbar nach einem Schwarzwerden vor Augen die Kopfschmerzen beginnen.

Bei schwerem Mangel an Vitamin D versagt die kontinuierliche Anspannung der Ringmuskeln, weil es an Calcium fehlt. Das Adrenalin-System, das eigentlich nur für Notsituationen bestimmt ist, muß dann unentwegt aktiv sein. Dies erklärt den Dauerkopfschmerz vieler Patienten.

Unruhiger Schlaf bei Vitamin-D-Mangel erklärt sich

über zwei Mechanismen: zum einen durch die elektrische Instabilität der Nervenzellen, zum anderen durch die instabile Steuerung der Gefäßmuskeln. Die Ringmuskeln der Blutgefäße werden mit nachlassender Anspannung in der Nacht nicht mehr vom Adrenalin-System stimuliert und der Blutdruck sinkt ab. Menschen mit einem Vitamin-D-Mangel haben dann jedoch eine viel zu geringe Aktivität des Calcium-Systems. Das Blut versackt in den zu weit geöffneten Arterien und der Blutdruck kann kritische Werte unter 80 mmHg erreichen. In dieser nächtlichen Notsituation schaltet sich dann das Adrenalin–System ein, um ein weiteres Absinken des Blutdrucks zu verhindern. Durch die anregende Wirkung des Adrenalins auf das Gehirn kommt es zur Störung des Schlafes und zum Erwachen.

Der oft empfohlene Schlaftrunk aus Milch und Honig erzielt allenfalls kleine Anfangserfolge, weil mit der Bereitstellung von Calcium und Zucker der Zeitpunkt hinausgeschoben wird, an dem das Adrenalin-System anspringt. Erst mit Behebung des Vitamin-D-Mangels wird die Schlafqualität anhaltend verbessert.

Die Diagnose dieses Zusammenwirkens über die Blutdruckmessung ist leider kaum möglich. Findet man nachts einen normalen Blutdruck, so bleibt unklar, ob dieser Wert unter der Einwirkung des Calcium-Systems oder durch das Adrenalin-System zustandegekommen ist. Subtile Hinweise auf eine ungewollte Aktivität des Adrenalin-Systems können Schwitzen, Zappeligkeit und ein hoher diastolischer (zweiter) Blutdruckwert sein.

„Ich mag keinen Sport“, klagen manche Leute, „davon wird mir immer schlecht.“ Eine bei sportlichen Anstrengungen auftretende Übelkeit ist ebenfalls oft die Folge einer plötzlichen Aktivierung des Adrenalin-Systems. Wer untrainiert und mit schlechtem Vitamin-D-Status losrennt, wird oft durch Übelkeit und mitunter sogar durch Erbrechen am Weiterlaufen gehindert.

Viele Patienten klagen über kalte Hände und Füße. Mitunter werden die Fingerspitzen und sogar die Hände weiß. Dies ist oft auf die krampfartige Verengung der Ringmuskeln der Blutgefäße unter Adrenalin zurückzuführen. Auch hier tritt nach der Vitamin-D-Behandlung eine Besserung ein.

Oft habe ich erlebt, daß Patienten, die keine geeigneten Venen für eine Blutentnahme hatten, nach Monaten der Vitamin-D-Zufuhr wieder einwandfreie Venen bekamen. Die Verkrampfung der Ringmuskeln hatte sich offenbar gelöst.

Eine Besserung der orthostatischen Probleme dauert in der Regel länger als bei anderen Vitamin-D-Mangelsymptomen. Man muß nach Behebung des Mangels bis zum Eintritt einer Besserung bis zu fünf Wochen abwarten. Das verzögerte Ansprechen ist vermutlich die Folge zu schwacher Ringmuskeln, deren Kräftigung Zeit braucht.

Skelettschäden. – An fünfter und letzter Stelle der MANOS-Systematik steht die Schädigung des Skelettsystems. Bei Vitamin-D-Mangel ist die Calciumaufnahme und -verwertung gestört, was durch fehlerhafte Ernährung verschlimmert wird. Bei säureüberschüssiger Nahrung (Fleisch, Fisch, Eier, Käse, Quark und Getreideprodukte) erhöhen sich die Calciumverluste über die Nieren, während sie bei basenüberschüssiger Ernährung (Obst und Gemüse) geringer ausfallen.

Um Herz und Gehirn funktionsfähig zu erhalten, ist eine konstant hohe Konzentration an Calcium-Ionen im Blut erforderlich. Doch das Calciumdefizit infolge von Vitamin-

D-Mangel und erhöhten Verlusten über die Nieren kann nur gedeckt werden, indem der Körper die Calciumreserven in den Knochen angreift. Zunächst wird Knochenmasse an den Stellen abgebaut, die eine geringe statische Bedeutung haben: Schädelknochen und Brustbein werden bei Rachitis zuerst geschädigt. Sind diese Calciumvorräte aufgezehrt, schwinden auch die tragenden Knochen: Die Knochendichte nimmt ab. Im Laufe der Zeit entwickelt sich eine schleichende Osteoporose, die mit einem erhöhten Frakturrisiko verbunden ist. Nicht nur ältere Menschen, sondern zunehmend auch jüngere sind betroffen.

Die Abnahme der Knochenmasse ist anfangs noch reversibel. Im fortgeschrittenen Stadium kommt es jedoch zur Auflösung von Knochenbälkchen und damit zu bleibenden Schäden, die zunächst symptomlos verlaufen. Mit der Zeit verändern sich Höhe und Form der Wirbelkörper, was zu einer Veränderung der Wirbelsäulenstatik und zu chronischen Rückenschmerzen führen kann. Mitunter brechen sogar die Wirbelkörper ein und die Bandscheiben werden ungünstig belastet. Bei derartigen Rückenschmerzen dauert es unter hochdosierter Vitamin-D-Zufuhr oft mehr als ein Jahr, bis sich die Wirbelkörper wieder gefestigt haben.

Die Vitamin-D-Therapie wirkt jedoch schneller, wenn Rückenschmerzen muskulär bedingt sind.

Bei starkem Vitamin-D-Mangel wird die Mineralisierung der Knochen gestört, sie werden weich und können bei Belastung deformiert werden. Dies wird beim Erwachsenen als Osteomalazie bezeichnet, bei Kindern als Rachitis. Die Biegung der erweichten Knochen führt zur Spannung der Knochenhaut, was bei Belastung Schmerzen zur Folge hat.

Sind Fuß- und Beckenknochen aufgrund der Osteomalazie biegsam geworden, so schmerzen beim Stehen die Leistenregion und die Füße, während im Liegen die Schmerzen wieder verschwinden. Derartige Symptome sprechen gut auf eine Vitamin-D-Therapie an. Eine spürbare Besserung der Beschwerden kann allerdings erst innerhalb von einigen Monaten erreicht werden. Studien zeigen, daß sich die Normalisierung des Knochenstoffwechsels (AP-Enzym) oftmals über ein Jahr hinzieht. Patient und Therapeut müssen also bei solchen Störungen Geduld mitbringen.

Bei starker Osteomalazie sind die beim Stehen belasteten Knochen deformiert, vor allem die Beinknochen. Bei Kindern mit Rachitis bleibt die Verformung oft bestehen. Um bleibende Schäden zu vermeiden, ist Vitamin-D-Mangel rechtzeitig zu diagnostizieren und zu beheben, bevor sich die Knochen deformieren.

Der Einfluß der Ernährung

Leidet ein Patient an einem oder mehreren der genannten Symptome gemäß der MANOS-Systematik, besteht Verdacht auf einen akuten Vitamin-D-Mangel. Der Vitamin-D-Spiegel ist zu ermitteln und ein eventuell bestehender Mangel umgehend zu beheben.

Natürlich können Beschwerden und Erkrankungen auch andere Ursachen haben und werden nach der Therapie nicht verschwinden. Dennoch ist es in diesen Fällen aus prophylaktischen Gründen ebenfalls ratsam, ganzjährig einen optimalen Vitamin-D-Spiegel aufrechtzuerhalten.

Der Calciumhaushalt wird nicht allein über den Vitamin-D-Spiegel beeinflußt, sondern auch durch die Ernährung.

Viele der sogenannten Grundnahrungsmittel enthalten kein oder nur wenig Calcium: Fabrikzucker, Süßigkeiten, Süßspeisen, Weißmehlerzeugnisse, Öle und konzentrierte Fette (Butter, Sahne, Margarine), Fleisch und Wurst. Auch Vollkornprodukte haben nur eine niedrige Calciumdichte. Die Calciummenge im Verhältnis zu den Kalorien ist zu gering. Zudem ist die Calciumverfügbarkeit schlecht, weil das wenige Calcium größtenteils an Phytate und Oxalate gebunden ist. Vollkornbrot verspricht deshalb ebenso wie Weißbrot nur eine unzureichende Calciumversorgung.

Durch säureüberschüssige Nahrung wird der Urin sauer, was sich mit einem Urin-Teststreifen überprüfen läßt. So geht vermehrt Calcium über die Nieren verloren und die Calciumbilanz wird negativ. Um dies zu vermeiden und diese Calciumverluste zu verringern, sollte der Kalorienbedarf vorzugsweise mit basenüberschüssiger Nahrung, also mit Obst, Gemüse und Kartoffeln gedeckt werden.

Es genügt also nicht, nur auf den Calciumgehalt der Nahrung zu schauen und demzufolge Milch und Molkereierzeugnisse zu empfehlen. Entscheidend ist, inwieweit die jeweiligen Nahrungsmittel das Säure-Basen-Gleichgewicht und damit die Calciumbilanz beeinflussen. Käse und Quark haben zwar eine hohe Calciumdichte, aber es mangelt an basenbildenden Stoffen, so daß bei reichlichem Verzehr säureüberschüssiger Nahrung viel Calcium über die Nieren verlorengeht. Die Bilanz wird negativ.

Gemüse, Salate sowie kalorienarme Früchte haben die höchste Calciumdichte und einen hohen Basenüberschuß. Auch süße Früchte tragen zu einer guten Calciumversorgung bei. Kartoffeln sind ebenfalls basenüberschüssig und säureüberschüssigen Getreideprodukten wie Brot, Nudeln oder

Mehlspeisen vorzuziehen. Allerdings hält sich die Calciumdichte bei Kartoffeln in Grenzen. Außerdem enthalten Obst und Gemüse nicht nur eine hohe Calciumdichte, sondern auch reichlich Vitamine, Mineralstoffe und Antioxidantien.

Fallbeispiele

Bei allen Fallberichten aus der Praxis wurden die Namen, das exakte Alter und die persönlichen Daten geringfügig verändert, um eine Zuordnung auszuschließen.

Monatelanger Ganzkörperschmerz

Frau Laguna (45) lebte schon seit zwanzig Jahren in Deutschland. Seit einem Jahr hatte sie zunehmend Schmerzen in allen Gelenken, an Füßen, Händen und im Rücken. Alles tat ihr weh, wenn sie sich bewegte. Während der Nacht und bei Ruhe verschlimmerten sich die Symptome. Bald konnte sie sich nachts nur noch unter Qualen drehen und wenden. Der ganze Körper tat schließlich weh, besonders heftig am Morgen. Schmerzmittel halfen nicht. Dabei hatte sie das Gefühl, daß der ganze Körper wie geschwollen sei. Im Bereich der Augen waren die Schwellungen zu erkennen.

Die Standard-Laboruntersuchungen und Rheumafaktoren waren unauffällig. So mußte sie noch drei Monate auf einen Termin beim Rheumatologen warten. Während der Arbeit konnte sie sich nicht richtig wach halten, so erschöpft war sie. „In dieser Zeit sagte ich mir oft, diesen Tag überlebst du nicht. Ich fühlte mich alt, als sei ich achtzig, und dachte: Warum lebst du überhaupt noch."

In einer anderen Praxis wurde der Vitamin-D-Spiegel bestimmt und man teilte ihr mit, daß ihr Vitamin D fehle. „Ich sagte: Wieso fehlen mir Vitamine, wenn ich mich gesund ernähre?“ Eine klärende Antwort bekam sie nicht. Und leider blieb auch die Behebung des Vitamin-D-Mangels aus.

Die richtige Antwort wäre gewesen: Wer die Sonne meidet, kann keinen normalen Vitamin-D-Spiegel haben und braucht eine Therapie mit hochdosiertem Vitamin D.

Die erneute Bestimmung des Vitamin-D-Spiegels in meiner Praxis zeigte einen Vitamin-D-Wert von 7,2 ng/ml, ein extremer Mangel. Eine Vitamin-D-Therapie wurde begonnen. Schon nach einer Woche war sie begeistert: „Mit jedem Tag der Einnahme von Vitamin D ließen meine Schmerzen nach. Sieben Tage später waren alle Schmerzen weg. Es ist kaum zu glauben, aber ich kann den Termin beim Rheumatologen absagen.“ Und fröhlich: „Ich kann mich jetzt wieder bewegen und habe in einem Monat schon zwei Kilo abgenommen.“ Sie litt zudem seit Jahren an einer Sonnenallergie. Ich ermunterte sie, ein zehnminütiges Sonnenbad zu versuchen. Eine Woche später berichtete sie strahlend: “Ich kann die Sonne wieder vertragen – das ist wunderbar. Als Kind bin ich immer gern in der Sonne gewesen, nach so langer Zeit kann ich wieder in die Sonne.“

Bei Vitamin-D-Mangel kann der Körper nur wenig Calcium aufnehmen. Das Defizit muß durch Calcium aus den Knochen ausgeglichen werden. Hierbei geht der Organismus sparsam mit der wertvollen Knochenmasse um. Besonders nachts verlangsamt sich der Knochenabbau und der Calciumspiegel fällt daher im Schlaf ab. Dies ist sinnvoll, denn die Muskeln werden nachts kaum benötigt. Doch infolge des niedrigen Calciumspiegels kommt es zu Muskelkrämpfen, Schmerzen und Kreislaufschwäche. Nach der Normalisierung des Vitamin-D-Spiegels verschwinden die nächtlichen Beschwerden in wenigen Tagen.

Drehschwindel vom Menière-Typus

Die Altenpflegerin Frau Schön (48) litt seit Jahren unter Drehschwindel, als sei sie auf einem Karussell gefahren, wodurch sie wiederholt für Wochen arbeitsunfähig war. Blutuntersuchungen und Kernspintomografie ergaben keinen Befund. Es wurde die Diagnose der Menière-Krankheit gestellt. Therapieversuche des HNO-Arztes mit Infusionen, Injektionen im Kopfbereich und Medikamenten blieben wirkungslos.

Im Dezember, als sie wegen erneutem Schwindel kaum noch gehen konnte, wurde ein Vitamin-D-Spiegel von immerhin 33,9 ng/ml ermittelt. Trotz dieses relativ guten Wertes wurde eine Anfangstherapie mit 300 000 Einheiten und eine Erhaltungstherapie von zunächst 20 000 Einheiten wöchentlich durchgeführt. Ein leichter Rückfall nach einem Monat wurde mit einer Dosiserhöhung auf 40 000 Einheiten beantwortet.

Seitdem sind fünf Jahre vergangen und Drehschwindel ist nie wieder aufgetreten. Dies zeigt, daß bei Störungen des Nervensystems selbst bei einem Vitamin-D-Spiegel von 30 bis 40 ng/ml nichts gegen einen Therapieversuch spricht.

Alles tut mir weh

Frau Paulus (40), Fabrikarbeiterin kam in gedrückter Stimmung, mit hängenden Schultern und langem Gesicht in die Sprechstunde: „Ich kann nicht mehr, ich kriege meine Arme nicht mehr hoch, alles tut mir weh. Ich spüre so eine Last auf mir.“ Sie litt zudem unter Muskelzucken und Wadenkrämpfen. Nachfragen ergaben, daß sie Raucherin war. In den letzten Monaten war sie nicht in der Sonne gewesen.

Bei einem Vitamin-D-Wert von 10 ng/ml im Monat November wurde ihr die Vitamin-D-Therapie verordnet. Nach wenigen Tagen waren die Muskelschmerzen in den Schultern verschwunden und das lästige Muskelzucken hatte aufgehört. Die Patientin hatte wieder Kraft.

Dieser Bericht enthält Symptome aus den Bereichen M und A der MANOS–Systematik. Die prompte Besserung bestätigt den Zusammenhang mit dem Vitamin-D-Mangel. Nach meiner Erfahrung sind viele Fabrikarbeiter betroffen, denn sie verbringen ihre Arbeitszeit in geschlossenen Räumen ohne Sonne. Auch die Pausen werden meist in geschlossenen Räumen verbracht und ein Sonnenbad in der Mittagszeit ist oft nicht möglich. Außerdem rauchen viele Fabrikarbeiter und betreiben dadurch Raubbau an ihren ohnehin bescheidenen Vitamin-D-Reserven. Häufige Überstunden am Wochenende verhindern gleichfalls die dringend erforderlichen Sonnenbäder.

Wadenkrämpfe

Frau Müller (37) litt seit längerem unter Mattigkeit, Wadenkrämpfen und Rückenschmerzen. Sie hatte weiße Querlinien auf den Fingernägeln. Sie war Raucherin.

Aufgrund ihres Vitamin-D-Mangels erhielt sie eine Therapie. Vier Tage nach Anhebung des Vitamin-D-Spiegels waren alle Beschwerden verschwunden. Für die Regeneration der Fingernägel sind allerdings Monate erforderlich.

Die Symptome der Kategorie M und A der MANOS-Systematik sprechen schnell auf die Vitamin-D-Therapie an.

Muskelzuckungen

Frau Stein (44) konnte nach eigenen Angaben nur noch zwei Stunden pro Nacht schlafen. Sie litt nachts unter Beinschmerzen und Muskelzuckungen.

Nachdem sie eine Vitamin-D-Therapie erhalten hatte, berichtete sie, daß sie von 21 bis 6 Uhr wieder schlafen konnte und zwar ruhig und völlig schmerzfrei.

Nächtliche Beinschmerzen kommen in den Lehrbüchern der Medizin praktisch nicht vor. Die massive Vermarktung von Magnesium verstellt den Blick auf die einfache und wirksame Behandlung mit Vitamin D.

Rückenschmerzen

Frau Zelic (49) hatte unablässig Schmerzen im gesamten Rücken, was den gesamten Bewegungsablauf verlangsamte. Auch die Beine schmerzten. Nachts verkrampften ihre Waden.

Der Vitamin-D-Wert lag unter der Meßbarkeitsgrenze (geringer als 7 ng/ml). Das war Mitte August. Die häusliche Lebensweise und Bedeckung der Haut durch traditionelle Kleidung hatte die Vitamin-D-Bildung verhindert. Die Vitamin-D-Therapie ließ alle Beschwerden verschwinden.

Die Patientin litt am Migrantensyndrom, das gekennzeichnet ist durch Vitamin-D-Mangel und eine Vielzahl daraus resultierender Beschwerden. Die Ursache ist die Gewohnheit der Sonnenvermeidung, die in nördlichen Regionen schnell zum Verhängnis wird. Aber auch in den südlichen Herkunftsländern ist Vitamin-D-Mangel verbreitet. Denn auch starke Sonneneinstrahlung nützt nichts, wenn man nur im Haus lebt und die Haut völlig mit Kleidern bedeckt.

Rücken- und Beinschmerzen

Frau Bischof (77) kam Ende April mit schweren Schritten in die Praxis. Sie hatte Rückenschmerzen. Die Waden krampften jede Nacht fürchterlich. Kribbelgefühle der Beine machten ihr zu schaffen. Zudem litt sie unter anhaltender Kraftlosigkeit.

Der Vitamin-D-Wert lag bei 9 ng/ml. Eine Vitamin-D-Therapie folgte, was zu einem sofortigen Verschwinden der Müdigkeit und der Muskelprobleme führte. Die Rücken- und Beinschmerzen waren nach wenigen Wochen abgeklungen.

Es ist immer wieder beeindruckend, wie selbst schwere Fälle durch Behebung des Vitamin-D-Mangels schlagartig gebessert werden.

Chronische Müdigkeit

Herr Covic (46) arbeitete seit Jahren in der Fabrik. Mit seiner kräftigen, etwas übergewichtigen Gestalt hielt er die Kisten der Werkhalle in Bewegung und die Produktion in Gang. Seit Monaten kam er immer müde nach Hause und schlief sofort ein. Er mußte es vermeiden sich hinzusetzen, weil ihn sonst die Müdigkeit sofort überkam. Ansonsten fühlte er sich gesund.

Nach der Vitamin-D-Therapie war die Müdigkeit binnen einer Woche verschwunden. Er fand diese Behandlung sehr gut, da sein Schlafbedarf jetzt mit sieben bis acht Stunden zu decken war.

Müdigkeit ist durchaus keine Krankheit. Erst wenn sie zum Dauerzustand wird und es nicht am Schlafmangel liegt, ist nach der Ursache zu suchen. Dazu gehört es, den Vitamin-D-Spiegel zu bestimmen.

Energielosigkeit

Frau Koch (46) wurde von ihrer Freundin geschickt, weil sie sich in letzter Zeit so miserabel fühlte. Sie beklagte Müdigkeit und Energielosigkeit. Erst auf Nachfragen hin bestätigte sie nächtliche Muskelschmerzen, Muskelkrämpfe in den Beinen sowie Rückenschmerzen.

Nach einer Vitamin-D-Therapie war alles verschwunden. Frau Koch freute sich, wieder mehr Energie für ihre Familie zu haben. Rückblickend sagte sie: „Ich bin richtig depressiv gewesen."

Von den Symptomen der Kategorie M, A und N der MANOS-Systematik ist die Depressivität „N" das schwerwiegendste. Oft heißt es: „Ich kann nicht schlafen. Wenn ich schlafen könnte, wäre ich besser drauf." Bei einer solchen Einschätzung wird oft verkannt, daß die Schlaflosigkeit eine Folge des Vitamin-D-Mangels ist, den es zu beheben gilt.

Müdigkeit

Die Erzieherin Frau Frisch (36) berichtete, sie sei meist müde und abgespannt, litte nachts unter Beinschmerzen und Wadenkrämpfen. Ihre Fingernägel zeigten kleine weiße Flecken. Sie hatte schon lange keinen Urlaub mehr in der Sonne gemacht. Sonnenstudios besuchte sie nie. Sie hatte sich im Sommer nie richtig sonnen können.

Ich verschrieb ihr eine Vitamin-D-Therapie. Drei Monate später telefonierten wir. Sie berichtete begeistert: „Schon am Tag der Einnahme der Vitamin-D-Kapseln habe ich mich wieder gut gefühlt, voller Energie und Kraft.“ Die monatelange Müdigkeit war plötzlich verschwunden. Statt vorher um 20 Uhr schlafen gehen zu müssen, konnte sie jetzt bis um 23 Uhr aufbleiben. Wadenkrämpfe und Gliederschmerzen im Schlaf waren verflogen. Morgens um sieben Uhr konnte sie munter und ausgeschlafen aufstehen.

Die Vitamin-D-Therapie hebt die Stimmung und hilft bei der Überwindung von Depressionen. Viele Menschen blühen regelrecht auf.

Erschöpfung

Frau Kleinschmidt (34) war völlig erschöpft. Seit vielen Wochen litt sie unter anhaltender Müdigkeit und Mattigkeit. An den Fingernägeln zeigten sich weiße Flecken, Längsrillen und brüchige Kanten. Nachts litt sie unter Wadenkrämpfen.

Sie erhielt eine Vitamin-D-Therapie. Eine Woche später waren Müdigkeit und Krämpfe verschwunden.

Dieser Krankenbericht zeigt, daß Muskulatur und zentrales Nervensystem in hohem Grade von einer Calciumbereitstellung abhängig sind. Calcium wiederum wird von einem Regelkreis mit Vitamin D, Parathormon, Calcitonin und Calcitriol kontrolliert freigesetzt.

Es besteht ein Tag-Nacht-Rhythmus der Vitamin-D-Aktivierung mit nächtlichem Tiefpunkt. Dieser Umstand trägt zur Verstärkung der Mangelsymptome in der Nacht bei.

Nackenschmerzen

Frau Dito (18) fühlte sich schwach und litt unter Nackenschmerzen und Wadenkrämpfen. Sie rauchte fünf Zigaretten täglich. Die Nachfrage ergab, daß sie sich niemals in die Sonne begab, weil sie sich dabei unwohl fühlte und sogar Kopfschmerzen und Kreislaufprobleme bekam.

Der Vitamin-D-Wert lag Ende November bei 10 ng/ml, ein extremer Mangel. Drei Tage nach der Normalisierung des Vitamin-D-Spiegels waren Nackenschmerzen, Wadenkrämpfe und Müdigkeit verschwunden.

Für einen chronischen Mangel an Vitamin D sind vegetative Beschwerden typisch. Bei Besonnung der Haut erweitern sich die Blutgefäße aufgrund der Erwärmung, wodurch Kreislaufprobleme verstärkt und Kopfschmerzen ausgelöst werden können. Die Beschwerden von Frau Dito konnten jedenfalls durch Vitamin D behoben werden.

Schlaffheit und Mattigkeit

Herr Marke (53) beklagte eine nicht endende Mattigkeit. Seit Monaten lag er tagsüber stundenlang auf dem Sofa und konnte sich zu nichts mehr aufraffen. Muskelzucken und Wadenkrämpfe begleiteten seinen Tag. Seine Rückenschmerzen waren zu einem Dauerzustand geworden. Er rauchte täglich eine Packung Zigaretten, was den Vitamin-D-Mangel verstärkte.

Der Blutwert lag im September bei 12 ng/ml. Eine Behandlung mit Vitamin D wurde begonnen. Danach kam er begeistert zurück. Die dauernde Müdigkeit und Erschöpfung waren wie weggeblasen. Auch seine Frau bestätigte, daß er nicht wiederzuerkennen sei. Muskelschmerzen, Muskelzucken und Wadenkrämpfe waren seit drei Tagen ebenso verschwunden wie ein starkes Schwitzen, das zuvor unerwähnt geblieben war. Bald konnte er wieder arbeiten.

Appetitlosigkeit

Die kleine Nadine (9) war seit Wochen blaß, müde, matt und beim Aufstehen wurde ihr schwindlig. Sie hatte keinen Appetit mehr. Wenn sie etwas aß, mußte sie oft erbrechen. Das war Mitte März.

Sie erhielt eine Vitamin-D-Therapie in Kinderdosierung. Beim Wiedersehen nach einer Woche sprang das Kind munter ins Sprechzimmer. Alle Beschwerden waren verflogen. Auch eine Woche später bei einem Telefonat bestätigte die Mutter, daß jetzt wieder alles in bester Ordnung sei. Nadine sei wieder ganz wie früher.

Ein akutes Vitamin-D-Mangelsyndrom tritt typischerweise nach langem Sonnenmangel am Ende des Winters oder im Frühjahr auf. Im Winter ist in unseren Breiten die biologisch wirksame Sonnenscheindauer gleich Null. Zum Ende des Winters und im Frühjahr ist bei den meisten Menschen der Vitamin-D-Spiegel auf ein pathologisch niedriges Niveau abgefallen. Wenn auch im April und Mai keine Zeit für ein Sonnenbad in der Mittagszeit bleibt, hält der Mangel an.

Kraftlosigkeit und Schwäche

Herr Baumann (61) war erschreckend blaß. Sein Lungenkrebs war schon mehrfach chemotherapeutisch behandelt worden. Er fühlte sich kraftlos, sterbensmatt, müde und schwach in allen Gliedern.

Der Vitamin-D-Wert lag bei 7 ng/ml. Nach der Anhebung des Vitamin-D-Spiegels berichtete er fünf Tage später mit Freude, daß er wieder Treppensteigen könne.

Wie soll man seine Muskeln betätigen, wenn das Calcium als Zündfunke des Aktionspotentials fehlt? Entkräftung und Schlappheit sind die Folge.

Es ist tragisch, daß Patienten mit Krebserkrankungen bezüglich ihrer Allgemeinbeschwerden meist auf die Grunderkrankung verwiesen werden. Aber das ist ein Irrtum. Krebspatienten brauchen einen optimalen Vitamin-D-Spiegel dringender als andere.

Nach 15 Jahren kein Morgenmuffel mehr

Frau Küster (40) blickte leicht gequält, als sie langsam ins Sprechzimmer kam. Schmerzen im unteren Rücken, ausstrahlend auf die Hüften, nannte sie als Grund ihres Besuches. Im Gespräch bestätigte sie Muskelkrämpfe und unruhigen Schlaf. Eine Sonnenallergie bestand seit Jahren. Sie rauchte zehn Zigaretten täglich.

Nach der Behandlung mit Vitamin D trat eine Besserung ein. Mit fröhlicher Stimme berichtete sie: „Morgens bin ich jetzt immer sofort nach dem Aufstehen fit." Sie hatte es seit 15 Jahren akzeptiert, daß sie ein Morgenmuffel sei. Die erste Stunde des Tages hatte sie immer viel Mühe gekostet, denn sie fühlte sich matt, müde und depressiv. Das war nun plötzlich vorbei, ebenso wie die jahrelang als nicht therapierbar geltende Sonnenallergie.

Allergische Prozesse werden normalerweise vom Vitamin-D-System gedämpft. Deshalb wurde schon früher der Rat gegeben, trotz Allergie die Haut der Sonne auszusetzen. Mit der Verbesserung des Vitamin-D-Status durch Sonnenbaden läßt gewöhnlich das Hautjucken allmählich nach. Schneller geht es, wenn Patienten mit Sonnenallergie eine Vitamin-D-Therapie vor dem ersten Sonnenbad erhalten.

Soforthilfe gegen Abgeschlagenheit

Frau Georgina (51) kam in die Praxis, um sich eine Erkältungsmedizin verschreiben zu lassen. Wegen eines starken Krankheitsgefühls hatte sie in den letzten Tagen kaum noch zur Zigarette gegriffen. Sie litt unter Lidzucken, Muskelzucken, Muskelkrämpfen und Abgeschlagenheit. Ich verschrieb eine Vitamin-D-Therapie und empfahl, das Rauchen für immer einzustellen. Nach wenigen Tagen betrat sie schwungvoll und energiegeladen das Sprechzimmer. „Ich kann wieder Bäume ausreißen“, lachte sie. Die Muskelbeschwerden aller Art waren vorbei. Zigaretten hat sie von da an nicht mehr angefaßt.

Lidzucken, Muskelzucken, Muskelkrämpfe und Abgeschlagenheit sind Symptome der Kategorie M und A aus der MANOS-Klassifikation. Sie sind häufig und sprechen schnell auf die Vitamin-D-Zufuhr an.

Raucher haben öfter mit diesen Symptomen zu tun, da sie im Durchschnitt schlechtere Vitamin-D-Werte haben. Die Beendigung des Rauchens sollte man deshalb mit einer Vitamin-D-Behandlung verbinden. Nach meiner Erfahrung erhöht sich dadurch die Wahrscheinlichkeit der rückfallfreien Entwöhnungen erheblich.

Der zerstreute Lehrling

Der Lehrling Hans Meier (21) litt seit Wochen unter Konzentrationsstörungen. In der Firma vergaß er seine Aufträge, er verwechselte Farben und Bauteile.

Sein Vitamin-D-Wert lag im August bei nur 17 ng/ml. Trotz seiner Aufenthalte im Freien hatte offenbar sein Zigarettenkonsum zu den schlechten Werten beigetragen. Nach der Anhebung des Vitamin-D-Spiegels waren die Konzentrationsstörungen überwunden.

Dieser Bericht zeigt, wie groß der Einfluß von Vitamin D auf Merkfähigkeit und Denkvermögen ist.

Migräne

Frau Milde (36) war wegen Migräne oft in der Sprechstunde. Sie litt zusätzlich an Ermattung und Rückenschmerzen. Ihre Muskeln krampften und zuckten oft. Der Kreislauf war so gestört, daß die Patientin kaum noch belastbar war.

Der Vitamin-D-Spiegel lag Ende April bei 13 ng/ml. Eine Vitamin-D-Therapie wurde durchgeführt. Nach einigen Wochen der Behandlung mit Vitamin D in mittlerer Dosis ging es ihr besser. Die Kreislaufbeschwerden waren verflogen. Auch das Muskelzucken trat nicht mehr auf. Sogar die Rückenschmerzen, die sie monatelang gequält hatten, waren vorbei. Die Zahl der Migräneanfälle war auf ein Zehntel heruntergegangen.

Für einen chronischen Mangel an Vitamin D sind vegetativ ausgelöste Erkrankungen wie chronische Kopfschmerzen und Migräne typisch. Die Therapie ist wirksam, einfach und unbedenklich.

Schwindelgefühle

Herr Lehmann (63) wurde seit Monaten von nächtlichen Wadenkrämpfen und Kribbelgefühlen in den Beinen geplagt. Wenn er aufstand, setzte oft ein anhaltender Schwindel ein. Die erste Diagnose lautete: Kreislaufbeschwerden. Magnesium-Tabletten halfen jedoch nur wenig.

Ende April wurde dann schließlich der Vitamin-D-Spiegel mit 15 ng/ml bestimmt. Eine Vitamin-D-Behandlung wurde begonnen und nach einer Woche waren Wadenkrämpfe und alle Kreislaufstörungen verschwunden.

Aufmerksamkeitsdefizit und Hyperaktivität

Alex (8) war immer unruhig und aufgereizt, mit seiner Hyperaktivität eine Nervensäge für Eltern und Geschwister. Einschlafen konnte er immer erst gegen Mitternacht. Sein Vitamin-D-Spiegel lag bei 22 ng/ml. Nach dessen Anhebung konnte er wieder normal gegen 21 Uhr schlafen.

Zittern

Frau Anders (19), Verkäuferin von Beruf, suchte Hilfe, weil sie wochenlang unter starker Müdigkeit litt. An ihren freien Tagen schlief sie stundenlang und konnte sich auch danach zu nichts mehr aufraffen. Ein Zittern in den Armen war immer stärker geworden. Bei ihrer Arbeit hatte sie deshalb schon oft wegen des Zitterns Pulverstoffe verschüttet. Geplagt von Muskelzuckungen an den Waden, am Oberschenkel, an den Armen und im Gesicht war sie auch psychisch angeschlagen.

Die Bestimmung des Vitamin-D-Spiegels im Oktober ergab einen starken Mangel mit 16 ng/ml. Eine Vitamin-D-Behandlung folgte und ließ einen großen Teil der Symptome verschwinden. Das lästige Muskelzucken und die Tagesmüdigkeit waren weitgehend verschwunden. Auch der nächtliche Schlaf war nicht mehr so unruhig wie zuvor. Sie bemerkte, daß die Hände, die sonst immer kalt und bläulich gewesen waren, nun stets angenehm warm waren. Monate später berichtete sie, daß ihr die Fingernägel nicht mehr abbrachen.

Die Aktivierung des Adrenalin-Systems löst Muskelzittern aus. Mit einer Normalisierung des kreislaufwirksamen Vitamin-D-Systems kann die Aktivität des Adrenalin-Systems reduziert und die damit verbundenen Beschwerden überwunden werden.

Schwindel und Kopfschmerzen

Frau Langemann (35) litt unter heftigen Kreislaufstörungen. Sobald sie aufstand, sank ihr Blutdruck stark ab. Das Sehvermögen wurde gestört, Schwindelgefühle zwangen sie zu Boden, der Blutdruck war unter 100 mmHg. Kopfschmerzen plagten sie wochenlang. Zeitweise war der Zustand so belastend, daß ich immer wieder zu Hausbesuchen erscheinen mußte, um ihr mit Kreislaufspritzen wieder auf die Beine zu helfen. Als alle Versuche gescheitert waren, entschlossen wir uns damals zur Gabe von Cortison. Es half nur, solange es gegeben wurde. Die Patientin konsultierte eine Reihe anderer Ärzte und Heilpraktiker, ohne daß es besser wurde.

Im Juni 2006 rief ich die Patientin an und schlug eine Blutuntersuchung vor. Das Ergebnis verblüffte durch ein völliges Fehlen von Vitamin D (geringer als 7 ng/ml). Wir begannen mit der Vitamin-D-Therapie. Einige Wochen später hörte der Schwindel völlig auf, der zuvor ein ständiger Begleiter war. Die Migräneanfälle waren ebenso verschwunden wie das Muskelzucken im Oberschenkel und die Tagesmüdigkeit. Auch die Besserung ihres Lippenherpes führte sie auf diese Vitaminkur zurück. Ihr fiel auf, daß Sonnenstrahlen keine Kopfschmerzen mehr auslösten. Die Besserung bestätigte die Diagnose Vitamin-D-Mangel als Ursache. Die Patientin hat in den folgenden Jahren keine derartigen Krisen mehr gehabt.

Lang anhaltender niedriger Blutdruck kann nicht nur die Folge eines Cortisonmangels, sondern auch durch einen Vitamin-D-Mangel bedingt sein. Beide Steroidhormone sind für ein funktionierendes Blutdrucksystem erforderlich. Ein Therapieversuch mit Vitamin D ist im Gegensatz zu Cortison völlig unbedenklich.

Dieser Krankenbericht zeigt, daß das zentrale Nervensystem und die Gefäßmuskulatur in hohem Grade von einer perfekten Bereitstellung von Calcium abhängig sind. Bei starkem Mangel an Vitamin D sind starke Beschwerden durch Störung des vegetativen Nervensystems möglich.

Depressionen

Frau Opaker (63) schleppte sich ins Sprechzimmer. Sie litt unter Kopfschmerzen, Gliederschmerzen, Rückenschmerzen und Mattigkeit. Die Begleitpersonen berichteten, daß die Nächte durch Schlaflosigkeit, Schmerzen und Unruhe sehr belastend seien. Eine Behandlung unter den Diagnosen „Fibromyalgie, somatisierte Depression und Schmerzmittelabusus“ sei durchgeführt worden, hätte aber die Leiden nicht gebessert. Es zeigte sich, daß die Patientin sich nur noch in der Wohnung aufhielt. Sie vermied die Sonne wegen ständiger Kopfschmerzen.

Die Laboruntersuchungen im September bestätigten ein völliges Fehlen von Vitamin D (geringer als 7 ng/ml). Wie zu erwarten, war auch die Aktivität des Knochenstoffwechsels (AP – alkalische Phosphatase) stark erhöht. Ihr wurde eine Vitamin-D-Behandlung verordnet und zwei Wochen später waren alle Beschwerden verschwunden.

Schlafstörungen

Frau Läufer (72) klagte seit vielen Wochen über unruhigen Schlaf, über Wadenkrämpfe und Alpträume. Ihr Ehemann berichtete, sie würde sich nachts im Bett ständig herumwälzen. Eine regelmäßige Einnahme von Magnesium hatte keine Besserung gebracht.

Sie erhielt eine Vitamin-D-Therapie. Wenige Tage später erzählte sie, daß die Wadenkrämpfe nicht mehr aufgetreten waren und sie wieder ruhig schlafen konnte.

Das meist nächtliche Auftreten dieser Beschwerden ist durch das Absinken des aktiven Vitamin D in der Schlafphase zu erklären. Es besteht ein circadianer Rhythmus (24-Stunden-Rhythmus) mit nächtlichem Tiefpunkt. Dadurch treten die Symptome des akuten Vitamin-D-Mangelsyndroms vor allem nachts auf.

Halluzinationen: Stimmenhören

Frau Demir (31) war erschöpft, verzweifelt und ihr rollten in der Sprechstunde die Tränen über die Wangen. Sie klagte über Schmerzen, Angst und Erschöpfung. Seit Monaten arbeitete sie in der Frühschicht der Fabrik von 6 bis 14 Uhr. Erst auf Nachfragen hin berichtete sie, daß sie jede Nacht von Wadenkrämpfen geplagt wurde. Einige Muskeln schmerzten und zuckten öfters. Der Rücken schmerzte im Lendenbereich. Schwindel begleitete ihren Tag und bei jedem plötzlichen Aufstehen wurde ihr schwarz vor Augen. Sie rauchte täglich eine Packung Zigaretten.

Auf meine Fragen hin bestätigte sie, daß Sie ein „Lautwerden der eigenen Gedanken“ bemerkt hatte. Als Flüsterstimme hörte sie all das, was sie eigentlich nur dachte. Das Stimmenhören hatte sie allen verschwiegen, weil sie fürchtete, als „verrückt“ abgestempelt zu werden.

Der Vitamin-D-Wert lag bei nur 12 ng/ml. Nach einer Vitamin-D-Behandlung kam sie schon zwei Tage später strahlend wieder. Die Wadenkrämpfe und Muskelschmerzen in den Beinen waren verschwunden. Auch das Kribbeln in den Händen war nicht mehr aufgetreten. Sie hatte wieder ganz normal schlafen können und war dafür besonders dankbar. Das Wichtigste aber war der Patientin, daß die gedrückte Stimmung und die Flüsterstimmen verschwunden waren. Mattigkeit und Angst waren ebenso verflogen. „Seit Monaten habe ich nicht mehr so viel Lebensfreude gespürt.“

Bei chronischem Mangel an Vitamin D sind „vegetative Beschwerden“ typisch. Hier kommt das „Hören von Flüsterstimmen“ als Symptom hinzu. Dieses Phänomen begegnet aufmerksamen Ärzten auch bei anderen Patienten mit niedrigem Calciumspiegel. Wegen der Angst, als geistesgestört behandelt zu werden, wird das Symptom oft verschwiegen. Zumeist wird dies vorschnell einer Erkrankung des schizoiden Formenkreises (Psychose, Schizophrenie) zugeordnet. Dabei wird oft vergessen, daß Psychosen auch andere Ursachen haben können und daß bei solchen Fällen eine Ermittlung des Vitamin-D-Status und die schnelle Behebung des Mangels ratsam ist, anstatt routinemäßig Psychopharmaka zu verordnen.

Durchblutungsstörungen vom Raynaud-Typ

Herr Dollier (78) spürte seit Wochen zunehmende Schmerzen in allen Muskeln. Auf Befragen bestätigte er auch Wadenkrämpfe. Die Durchblutung der Finger machte ihm gleichfalls zu schaffen, zeitweise waren sie gefühllos, als seien sie abgestorben. Er empfand eine starke Müdigkeit und ständige Erschöpfung.

Die Standard-Laborwerte zeigten nichts Auffälliges. Lediglich Vitamin D lag bei 16 ng/ml (im April). Nach Behebung des Mangels waren alle Beschwerden verschwunden. Er war wieder voller Energie und schmerzfrei. Auch die Finger blieben warm.

Zu den Symptomen der Kategorie Muskel, Adynamie und Orthostase der MANOS-Systematik kommt hier eine Durchblutungsstörung der Finger, auch Raynaud-Krankheit genannt. Mit der Vitamin-D-Zufuhr bessern sich die infolge der Gefäßkrämpfe aufgetretenen Beschwerden. Somit ist diese rätselhafte Krankheit heilbar, sofern sie durch Vitamin-D-Mangel verursacht ist.

Erbrechen am Morgen

Herr Balte (67) litt monatelang jeden Morgen unter Würgreiz und Erbrechen. Auf dem Weg zur Arbeit mußte er fast täglich anhalten, um am Straßenrand zu erbrechen. Dazu beklagte er ein ausgeprägtes und anhaltendes Schwächegefühl. Seine Bewegungen waren durch Rückenschmerzen und Kribbelgefühle in den Beinen beschwerlich geworden. Alle denkbaren Untersuchungen waren erfolgt, unzählige

Laborwerte bestimmt, alle Medikamente gegen Übelkeit und Magenkrankheiten hatte er probiert. Aber vergeblich, eine Besserung war ausgeblieben.

Mitte April lag der Vitamin-D-Spiegel bei nur 13 ng/ml. Nach der Vitamin-D-Behandlung waren Erbrechen und Würgreiz ebenso schnell verschwunden wie Kreislaufbeschwerden und Abgeschlagenheit.

Wachstumsschmerzen

Fast jede Nacht wurden Ina und Tina (5 und 3 Jahre) wach und klagten über Schmerzen in den Beinen, besonders in den Knien, Waden und Füßen. Die Mutter mußte ihren Kindern immer wieder die Füße und Zehen sanft massieren. Da ansonsten nichts Auffälliges zu beobachten war, glaubte sie an eine Marotte der beiden Kleinen.

Die Kinder bekamen eine Woche lang 5000 Einheiten Vitamin D täglich. Bei der erneuten Vorstellung berichtete die Mutter, daß ihre Kinder wieder gut schlafen konnten. Schmerzen waren nicht mehr aufgetreten.

Immer wieder erleben Eltern, daß ihre kleinen Kinder nachts über Schmerzen in den Beinen klagen. Prüft man deren Beine mit den Händen, so sind sie druckempfindlich. Man sucht nach Verletzungen, aber es lassen sich keine finden. Eine schonende Körperhaltung des Kindes zeigt jedoch die Schmerzhaftigkeit. Auch das nächtliche Erwachen spricht für eine körperliche Ursache der Schmerzen und gegen psychische Auffälligkeiten.

Eltern und Ärzte sind meist ratlos. Das Kind wird dann zum Orthopäden gebracht, aber auch er findet nichts, was über die Pseudodiagnose „Wachstumsschmerzen“ hinausgeht. Selbst das Röntgenbild gewährt keine neuen Erkenntnisse. Bleibt der Vitamin-D-Mangel als Ursache unerkannt, dauern die Beschwerden an. Oft wird in Unkenntnis der wahren Ursache eine „natürliche Heilung“ abgewartet, die aber erst dann stattfindet, wenn sich das Kind bei UVB-Strahlung sonnt.

Ein akutes Vitamin-D-Mangelsyndrom tritt typischerweise gegen Ende des Frühjahrs auf. Meist liegt dann die letzte Vitamin-D-Bildung durch die Sonne bereits sechs Monate zurück.

Dieser Fallbericht zeigt, daß Muskulatur und Skelett beim wachsenden Kind in hohem Maße von einer guten Calciumbereitstellung abhängig sind. Für einen chronischen Mangel an Vitamin D sind sogenannte Wachstumsschmerzen typisch. Die Therapie mit Vitamin D ist einfach und sicher. Mit hoch dosierter Vitamin-D-Zufuhr verschwinden die Beschwerden meist innerhalb einer Woche.

Sonnenallergie

Diana und Jonas (10 und 12 Jahre) wurden von ihrer Mutter wegen der alljährlichen Sonnenallergie vorgestellt: „Wir fahren jetzt schon das fünfte Jahr ans Meer und immer haben die beiden eine heftige Sonnenallergie. Was kann man dagegen tun? Wir haben schon alles versucht, Tabletten gegen Allergie und Sonnencremes vieler Marken: Nichts hat geholfen.“

Ich empfahl die tägliche Einnahme von 2000 Einheiten Vitamin D in den verbleibenden drei Wochen bis zur Abfahrt in den Urlaub. Nach der Rückkehr wurde mir berichtet, daß diesmal alle Symptome der Sonnenallergie ausgeblieben waren.

Sonnenallergie ist durch eine Normalisierung des Vitamin-D-Spiegels therapierbar. Wer hingegen versucht, mit Sonnencreme gegen Sonnenallergie anzukommen, gerät in einen Teufelskreis, weil gerade Sonnencreme die Bildung von Vitamin D verhindert. Leider wird mit dieser irreführenden Illusion viel Geld verdient. Zur Fehlinformation trägt auch die Kosmetikindustrie bei, die gewaltige Umsätze mit Sonnenschutzmitteln macht und diese Nebenwirkungen verschweigt.

Allergie

Herr Ernst (52) beklagte die alljährlichen Pollenallergien, die ihn jetzt wieder belästigten. Außerdem hatte er eine Kreuzallergie gegen Äpfel und Nüsse, die sofortiges Jukken im Mund auslösten. Auf Nachfrage erzählte er auch von Wadenkrämpfen in der Nacht und Muskelzucken am Tage. Rückenschmerzen hielt er ebenso für unvermeidlich wie die andauernde Kraftlosigkeit. Die Fingernägel waren ohne Glanz und von Rillen geprägt.

Der Vitamin-D-Wert lag im Mai bei nur 9 ng/ml. Der Vitamin-D-Spiegel wurde normalisiert. Muskelzucken und Wadenkrämpfe waren bis zum nächsten Praxisbesuch verschwunden. Bei späteren Vorstellungen berichtete der Patient, daß er nicht mehr unter Rückenschmerzen litt. Auch Kreislaufbeschwerden, die zuvor bei jedem Aufrichten aus gebückter Haltung auftraten, waren vorüber. Zuletzt gab er an, daß er wieder Äpfel essen konnte, ohne ein Jucken im Mund zu spüren.

Mit der alleinigen Gabe von Calcium können sich akute allergische Symptome nur für Stunden bessern. Erst mit Behebung des Vitamin-D-Mangels werden sie dauerhaft überwunden.

Asthma und Infektanfälligkeit

Tina (10) litt schon unter asthmatischer Bronchitis, seit sie sieben Jahre alt war. Die obstruktive Bronchitis wurde von der Lungenfachärztin mit Verdacht auf beginnendes *Asthma bronchiale* therapiert. Bei jeder Erkältung wurde Tina die Luft knapp, sie mußte Tag und Nacht unablässig husten und es war ein Pfeifen bei jedem Atemzug zu hören.

Sie erhielt über längere Zeit Vitamin D in der Dosis von 1000 Einheiten täglich. Auch im Folgejahr im Alter von acht Jahren erkrankte sie an Erkältungsinfekten mit deutlicher Atemnot. Bei fortgesetzter Einnahme von Vitamin D blieb sie jedoch anschließend im Alter von neun und zehn Jahren von Infekten und dem Asthma ganzjährig verschont.

Viele Eltern fragen sich, was sie tun können, um ihre Kinder vor Asthma und Infektionserkrankungen zu schützen. Das Immunsystem ist in hohem Maße von Vitamin D abhängig. Deshalb leiden die Menschen vor allem im Winter und bis ins Frühjahr hinein unter Asthma und Infekten, wenn der Vitamin-D-Spiegel am tiefsten ist. Bei der Dauertherapie Zehnjähriger sollten mindestens 2000 Einheiten täglich gegeben werden.

Nervenzusammenbruch

Herr Hollmann (44) hatte sich viel vorgenommen. Von morgens 6 Uhr bis nachmittags 16 Uhr arbeitete er im Betrieb. Nach Feierabend baute er sein Wohnhaus. Auf Urlaub hatte er des Bauens wegen verzichtet. Er kam zur Sprechstunde, weil er sich vollkommen geschwächt fühlte: „Ich glaube, ich habe einen Nervenzusammenbruch!" Seine Muskeln schmerzten. Jeden Abend um acht Uhr schlief er sofort ein, morgens nach dem Aufstehen war ihm übel. Er hatte eine unterschwellige Angst, eine innere Unruhe erfaßte ihn öfters, zeitweise war ihm zum Heulen.

Ich verordnete Vitamin D. Drei Tage später waren alle Beschwerden verschwunden. Er hatte keine Schmerzen mehr in den Muskeln und konnte wieder bis Mitternacht an seinem Haus arbeiten. Seine Stimmung hatte sich gewandelt, statt depressiv war er nunmehr fröhlich.

Rückenschmerzen und Schwäche

Herr Öztürk (25) litt unter anhaltenden Schmerzen und Schwächegefühl. Schon seit langem versuchte er seine Rükkenschmerzen auszuhalten, um die Arbeit nicht zu verlieren. Die Fingernägel zeigten zahlreiche weiße Flecken. Nächtliche Krämpfe der Muskeln plagten ihn schon lange. Die Schmerzen im Rücken verstärkten sich bei längerem Stehen und zogen bis in beide Leisten. Er war Zigarettenraucher.

Der Patient erhielt eine Vitamin-D-Behandlung. Nach einer Woche waren Krämpfe und Mattigkeit verschwunden. Die Rückenschmerzen hatten schon deutlich nachgelassen.

Dieser Fall zeigt ein ungewöhnlich schnelles Ansprechen auf die Vitamin-D-Zufuhr. Vermutlich war es die Fehlfunktion der Muskulatur, die zu dem starken Krankheitsgefühl beitrug.

Brüchige Fingernägel

Frau Jansen (47) war schon seit zehn Jahren unzufrieden mit ihren Fingernägeln, sie knickten um, splitterten oder spalteten sich flächig auf. Sie erhielt eine Vitamin-D-Therapie. Zwei bis drei Monate später waren die Fingernägel wieder in Ordnung.

Die Festigkeit der Fingernägel ist in hohem Grade von einer guten Bereitstellung von Calcium abhängig. Die Zeitspanne von zwei bis drei Monaten entspricht der Regenerationszeit der Fingernägel.

Herzmuskelschwäche

Herr Hans (83) wurde aus stationärer Behandlung ohne Heilungsaussicht zum Sterben nach Hause entlassen. Obwohl er zehn verschiedene Herzmedikamente einnahm, hatte sein Herz keine Kraft mehr. In seinen Beinen hatte sich Wasser angesammelt. Trotz aller Therapie blieben die Beine ödematös. Sein Vitamin-D-Spiegel lag unter der Meßbarkeitsschwelle, also unter 7 ng/ml.

Er erhielt die Vitamin-D-Therapie und erholte sich zusehends. Nach ein paar Wochen spazierte er über die Straße, etwas später konnte er durch das ganze Dorf und um die

Kirche gehen. Auch heute, fünf Jahre später, erfreut er sich seines Lebens.

Dieser Bericht zeigt, daß auch die Herzmuskulatur in hohem Grade von einer perfekten Calciumbereitstellung abhängig ist. Calcium wird von einem System unter Beteiligung von Vitamin D, Parathormon, Calcitonin und Calcitriol kontrolliert freigesetzt. Bei jahrelangem Vitamin-D-Mangel ist Herzmuskelschwäche ein typisches Symptom. Das liegt nicht am Alter an sich, sondern am Sonnenmangel vieler alter Menschen.

Tinnitus

Frau Lauter (54) hatte innerhalb von wenigen Tagen ein zunehmendes Ohrenrauschen auf beiden Seiten entwickelt. Ein Jahr lang konsultierte sie viele Ärzte, auch eine HNO-Universitätsklinik, doch alles blieb erfolglos.

Erst als die Patientin Vitamin D in hoher Dosis über vier Tage erhielt, setzte die Besserung ein. Von Tag zu Tag ließ das Ohrenrauschen nach. Binnen drei Wochen war sie weitgehend beschwerdefrei. Sie nahm weiterhin Vitamin D ein, um eine optimale Versorgung aufrechtzuerhalten. Rückfälle waren keine zu beobachten.

Anscheinend gibt es einen von Vitamin D abhängigen Typ des Tinnitus. Es spricht nichts gegen die Beseitigung eines Vitamin-D-Mangels bei solchen Beschwerden.

Darmentzündung

Herr Walter (60) kam in die Praxis, weil unter Cortison seine entzündliche Darmerkrankung mit blutigem Stuhlgang nicht abgeklungen war. Sonnenschein vermied er, da dies bei ihm Schweißausbrüche und Unwohlsein auslöste. Auch im Urlaub mied er das Sonnenlicht. Er war mit hohem Arbeitseinsatz in verantwortlicher Position tätig.

Zwei Wochen nach der Vitamin-D-Therapie berichtete er, daß keine blutigen Durchfälle mehr aufgetreten waren. Bei jeder anhaltenden Behandlung mit Cortison ist eine Zufuhr von Vitamin D angezeigt. Diese Indikation wird oft vernachlässigt, weil fälschlicherweise ein ausreichender Spiegel von Vitamin D angenommen wird. Die Realität zeigt jedoch, daß es sich umgekehrt verhält. Darüber hinaus hat Vitamin D als biochemischer Verwandter des Cortisons ebenfalls kontrollierende Wirkungen auf das Immunsystem.

Colitis mit Raynaud-Krankheit

Frau Gern (79) sah ich auf Hausbesuchen, denn für das Verlassen des Hauses fehlte ihr die Kraft. Sie litt an einer Herzmuskelschwäche, für die es keine Erklärung gab. Die Beine schmerzten und kribbelten. Bedrohlich wurde eine Entzündung des Darmes mit blutigen Durchfällen. Die Patientin war in einem schlechten Zustand. Ihre Hände waren stets bläulich und eiskalt. Die Klinik hatte immer wieder Cortison-Tabletten und entzündungshemmende Einläufe gegen eine unspezifische Dickdarmentzündung empfohlen. Eine Besserung trat jedoch nicht ein.

Der Vitamin-D-Wert wurde im Mai mit 15 ng/ml bestimmt. Eine Vitamin-D-Therapie wurde durchgeführt und schon innerhalb weniger Tage traten keine weiteren blutigen Durchfälle mehr auf. Der Zustand der Patientin verbesserte sich schnell. Nach einem Jahr ohne Rückfall war offenkundig, daß die Colitis geheilt war. Ihre Venen, die stets mit Verkrampfungen die Blutentnahme erschwerten, waren auf beiden Unterarmen wieder gut zu sehen. Die Waden, die dünn und hart gewesen waren, wurden jetzt weich und elastisch. Die ehemals eiskalten Finger waren nun wieder gut durchblutet. Auch die Belastbarkeit im Alltag hatte sich gebessert. Die Blutmenge war von 7,8 auf 13 g/l des Blutfarbstoffes Hämoglobin (Hb) gestiegen.

Schon allein wegen der angesetzten Cortison-Therapie ist es ärztliche Pflicht, mit einer Korrektur des Vitamin-D-Spiegels die Schädlichkeit des Cortisons herabzusetzen. Ansonsten ist mit einem Knochenmasseverlust zu rechnen.

Sodbrennen

Immer, wenn Herr Brandt (43) Schwarzbrot aß, bekam er Sodbrennen. Seit Jahren litt er unter diesen Schmerzen hinter dem Brustbein und im Oberbauch, die sich auch nach dem Verzehr anderer Nahrungsmittel einstellten.

Er erhielt eine Vitamin-D-Therapie aus allgemeinen Erwägungen. Drei Monate später berichtete er bei einer anderen Gelegenheit, daß sein Sodbrennen mit Beginn der Vitamin-D-Therapie verschwunden war. Er konnte wieder Schwarzbrot nach Belieben essen. Jahrelang wiederkehrende Schmerzen sind nicht mehr aufgetreten.

Auch die glatte Muskulatur in Magen und Darm, die vom autonomen Nervensystem gesteuert wird, ist in hohem Maße von einer guten Calciumbereitstellung abhängig. Vitamin-D-Mangel kann, wie der Fall zeigt, offenbar zu Sodbrennen führen.

Multiple Sklerose und neuropathische Schmerzen

Dr. Wagner (53), Facharzt für Innere Medizin, hatte seit elf Jahren Multiple Sklerose. Er litt seitdem unter ständiger Müdigkeit, Muskelzucken und neuropathischen Schmerzen.

Im Internet aufmerksam geworden, bestimmte er seinen Vitamin-D-Wert. Nach Einnahme hoher Dosen und regelmäßiger Besuche im Solarium ergab die Kontrolluntersuchung einen Vitamin-D-Spiegel von 72 ng/ml. Von da an nahm er eine Erhaltungsdosis.

Die Müdigkeit und das Muskelzucken in der Nacht sind seitdem völlig verschwunden. Die neuropathischen Schmerzen haben sich gebessert und werden nur noch selten empfunden. Inwieweit das Voranschreiten der Multiplen Sklerose verlangsamt werden kann, muß die Zukunft zeigen. Ein Nutzen ist schon jetzt erkennbar. Wir wissen zudem, daß Vitamin-D-Mangel ein starker Risikofaktor für die Entstehung der Multiplen Sklerose ist.

Die eigenen Erfolge veranlaßten den Arzt, auch bei seinen Patienten den Vitamin-D-Spiegel bestimmen zu lassen. Die Ergebnisse waren schockierend: Etwa 95 Prozent hatten schlechte Werte unter 30 ng/ml. Die Ausnahme war ein Rentner mit 42 ng/ml, der auf sieben Urlaubsreisen in den sonnigen Süden im Laufe eines Jahres zurückblicken konnte.

Auch ein Solariumbesucher kam immerhin auf einen Wert von 40 ng/ml.

Alle seine Mangelpatienten erhielten eine Vitamin-D-Therapie nach den Grundsätzen, wie sie in diesem Buch beschrieben sind. In der Mehrzahl der Fälle verschwanden die Beschwerden.

Abschließende Betrachtungen

Die Fallbeispiele zeigen, wie wichtig die Bestimmung des Vitamin-D-Spiegels und dessen umgehende Anhebung bei einem Mangel ist.

Vitamin-D-Mangel wäre bei regelmäßiger Bestimmung der häufigste pathologische Laborwert. Angesichts der schwerwiegenden Auswirkungen sollte das zur Routine gehören.

Alle Krankenkassen wären gut beraten, den Aufwand für den Vitamin-D-Test bei Verdachtsfällen zu erstatten. Damit ließen sich enorme Kosten bei ärztlichen Untersuchungen und Behandlungen, durch Arbeitsunfähigkeit und Kuraufenthalte einsparen, von den immensen Folgeschäden durch medikamentöse Fehlbehandlung ganz zu schweigen.

Normaler, natürlicher und optimaler Vitamin-D-Spiegel

Als normal gelten die Laborwerte von Gesunden. Doch Gesundheit ist eine Frage der Definition. Werden Befindlichkeitsstörungen und vegetative Beschwerden ausgeklammert wie Muskelzucken, Muskelschmerzen, hoher Schlafbedarf, Kopfschmerzen und Kreislaufbeschwerden, so werden viele Vitamin-D-Mangelpatienten den Gesunden zugerechnet und niedrige Durchschnittswerte als normal deklariert, obwohl das falsch ist. Ebenso entwickeln sich degenerative Erkrankungen unbemerkt über Jahre. Während dieser Zeit werden die Betroffenen irrtümlich zu den Gesunden gezählt.

Wir dürfen also nicht danach fragen, was bei einer von Krankheit gezeichneten Bevölkerung normal ist. Vielmehr müssen wir Werte anstreben, die nötig sind, um Gesundheit und Leistungskraft auch im Alter zu bewahren. Also nicht der durchschnittliche und damit statistisch *normale* Vitamin-D-Spiegel ist als Zielwert zu betrachten, sondern der *optimale*.

In Deutschland ist im Jahresdurchschnitt ein Vitamin-D-Spiegel von 16 ng/ml zu verzeichnen. Im Winter liegt der Durchschnittswert bei ca. 8 bis 12 ng/ml und im Sommer bei etwa 24 ng/ml. Werte unter 20 ng/ml sind meist von vegetativen Beschwerden begleitet wie Müdigkeit, Schwunglosigkeit, unruhiger Schlaf, Beinschmerzen und Muskelzucken.

Der Vitamin-D-Spiegel ist bei natürlicher Lebensweise nicht zwangsläufig optimal. Selbst wer jede Gelegenheit zu einem Sonnenbad in der Mittagszeit nutzen kann, erreicht im Frühjahr erst nach 15 bis 30 Sonnentagen einen guten Vitamin-D-Spiegel von über 40 ng/ml.

Im Winterhalbjahr von Oktober bis März kann kein Vitamin D gebildet werden, weil aufgrund des niedrigen Sonnenstandes die UVB-Strahlung in der Atmosphäre ausgefiltert wird und nicht die Erdoberfläche erreicht. Während dieser Zeit sinkt der Vitamin-D-Spiegel um etwa 20 Prozent pro Monat, sofern keine Vitamin-D-Zufuhr durch künstliche UVB-Bestrahlung oder Präparate erfolgt. Die Nahrung leistet keinen nennenswerten Beitrag zur Versorgung.

Der Vitamin-D-Spiegel, der sich bei natürlicher Lebensweise ergibt, ist also in hohem Maße von Jahreszeit und Wetter abhängig.

Selbst Sonnenliebhaber erreichen auch im Sommer nicht unbedingt einen optimalen Vitamin-D-Spiegel. So wird durch Sonnenschutzmittel die UVB-Strahlung abgeblockt und damit die Vitamin-D-Bildung unterbunden. Viele sonnen sich nicht mittags bei Sonnenhöchststand und maximaler UVB-Strahlung, sondern zu einer anderen Zeit, während der nur wenig Vitamin D gebildet werden kann.

Eine ideale Versorgung mit Vitamin D ist ganzjährig nur in den Tropen, Randtropen und in den Mittelmeerländern (Südspanien und Süditalien) zu erreichen, vorausgesetzt, jeder Sonnentag wird mittags wenigstens zu einem kurzen Sonnenbad des ganzen Körpers genutzt.

Hingegen ist es selbst im nördlichen Italien aufgrund des niedrigen Sonnenstandes für zwei bis drei Wintermonate nicht möglich, Vitamin D zu bilden.

Naturvölker in äquatorialen Ländern haben einen Vitamin-D-Spiegel von 50 bis 90 ng/ml, was als natürlich zu betrachten ist. Aber selbst bei exzessiver Sonnenexposition ist kein Vitamin-D-Spiegel über 100 ng/ml zu befürchten. Eine Überversorgung auf natürlichem Wege ist ausgeschlossen.

Eine befriedigende Calciumaufnahme ist bei einem Vitamin-D-Spiegel über 30 ng/ml zu erwarten, aber erst bei ganzjährigen Werten über 40 ng/ml werden die besten Ergebnisse bei der Verhütung der Osteoporose im Alter erzielt. Für den besten Schutz vor Krebserkrankungen ist ein Vitamin-D-Spiegel über 55 ng/ml anzustreben.

Definitionen:

1. *Das Akute Vitamin-D-Mangelsyndrom.* Der Begriff *akut* (lat. scharf) bezieht sich hier auf die Möglichkeit einer raschen Besserung. Zum Syndrom gehören alle Beschwerden und Symptome, die nach Erreichen eines optimalen Vitamin-D-Spiegels binnen eines Monats verschwinden.
2. *Der Chronische Vitamin-D-Mangel.* Die Folgen eines langanhaltenden Mangels können durchaus irreparabel sein. Dennoch kann eine Besserung durch eine Vitamin-D-Behandlung auch nach einem Jahr noch eintreten.

Vitamin D

1 µg = 40 Internationale Einheiten (IE)

Vitamin-D-Spiegel im Blut

1 ng/ml = 1 µg/l = 2,5 nmol/l

Umrechnungsfaktoren für die Menge und Konzentration von Vitamin D im Blut (25-Hydroxy-Cholecalciferol, 25-OH-D_3).

toxische Wirkung	über 300 ng/ml
Risiko für überhöhte Calciumspiegel	über 150 ng/ml
empfohlene Obergrenze im Blut	100 ng/ml
Status bei regelmäßigem Sonnenbaden	50 bis 90 ng/ml
optimal (minimale Krankheitsrisiken)	50 bis 90 ng/ml
gut (geringe Krankheitsanfälligkeit)	über 40 ng/ml
befriedigend (gute Calciumaufnahme)	über 30 ng/ml
Mangel (Osteoporoserisiko im Alter)	unter 30 ng/ml
schwerer Mangel (hohes Osteoporoserisiko, Störung des vegetativen Nervensystems)	unter 20 ng/ml
extremer Mangel (Osteomalazie, Rachitis)	unter 12 ng/ml

Der Vitamin-D-Status im Blutserum (25-Vitamin-D)

Die bestmögliche Verhütung von degenerativen Erkrankungen und Infektionskrankheiten wird bei einem Vitamin-D-Spiegel oberhalb von 40 ng/ml vermutet. Tiefere Werte führen zu höherer Krankheitsanfälligkeit und einer schlechteren gesundheitlichen Verfassung.

Wer jeden Sonnentag nutzt und mittags seinen ganzen Körper wohldosiert der Sonne aussetzt, erreicht am Ende des Sommers Werte von 50 bis 90 ng/ml. Es ist beim Sonnenbaden keine Überversorgung mit Vitamin D möglich, weil bei hohem Vitamin-D-Spiegel eine Rückreaktion einsetzt und vermehrt Vitamin D abgebaut wird. So wird von der Natur ein Gleichgewichtswert auf hohem Niveau garantiert.

Kritisch wird es im Winter. Auch wer mit einem hohen Vitamin-D-Spiegel in den Herbst geht, hat ohne Zufuhr und UVB-Bestrahlung zum Ende des Winters die Grenze von 30 ng/ml unterschritten. Die meisten liegen weit darunter.

Die Ermittlung des Vitamin-D-Spiegels

Obwohl Vitamin-D-Mangel weitverbreitet ist, wird der Blutwert von Patienten so gut wie nie erhoben. In vielen Fällen wird der Test nicht einmal bei Symptomen veranlaßt, die auf ein Defizit hindeuten. Vitamin-D-Mangel als Ursache vieler Erkrankungen ist bei der Mehrzahl der Ärzte derzeit noch unbekannt. Die neuesten Erkenntnisse der Forschung werden bislang nur von wenigen Ärzten in ihrer Praxis berücksichtigt. Die übliche von Pharmaunternehmen betriebene Bekanntmachung unter Ärzten unterbleibt, weil Vitamin D billig ist und kaum Profit abwirft.

Angesichts der schwerwiegenden Folgen eines Vitamin-D-Mangels ist der Patient gut beraten, selbst aktiv zu werden, wenn der Verdacht auf einen Mangel besteht. Oft wird sich der Verdacht mit einer Laboruntersuchung bestätigen.

Die Ermittlung des Vitamin-D-Blutspiegels (25-Hydroxy-Cholecalciferol) ist relativ aufwendig. Das Labor berechnet etwa 30 Euro dafür. Es ist im Normalfall unnötig, darüber hinaus noch die Konzentration an aktivem Vitamin D (1,25-Hydroxy-Cholecalciferol) zu bestimmen.

- *25-Hydroxy-Cholecalciferol* (25-OH-D_3), auch als Calcidiol bezeichnet, ist die inaktive Speicherform von Vitamin D. In diesem Buch ist stets von diesem 25-Vitamin-D-Wert die Rede, denn nur er gibt Aufschluß darüber, wie gut die Vitamin-D-Speicher gefüllt sind. Der 25-Vitamin-D-Spiegel ist stabil im Tagesverlauf, Sonnenbäder und

Präparate können ihn in den Folgestunden anheben. Ohne UVB-Bestrahlung der Haut und ohne Vitamin-D-Zufuhr sinkt der 25-Vitamin-D-Spiegel um 10 bis 30 Prozent pro Monat (Durchschnitt etwa 20 Prozent).

- *1,25-Hydroxy-Cholecalciferol* (1,25-$(OH)_2$-D_3), auch Calcitriol genannt, ist die aktive Form von Vitamin D, da diese Verbindung die Vitamin-D-Rezeptoren der Zellkerne aktiviert. Die aktive Form wird in pg/ml gemessen (Pikogramm: 10^{-12}g), die Speicherform in ng/ml (Nanogramm: 10^{-9}g). Somit beträgt der Blutspiegel des aktiven Vitamin D nur ein Tausendstel des inaktiven. Die Umwandlung vom gespeicherten 25- in das aktive 1,25-Vitamin-D variiert in hohem Maße und wird ständig bedarfsgerecht angepaßt. Bei Muskelaktivität erhöht sich dieser Wert. Deshalb unterliegt die 1,25-Vitamin-D-Konzentration im Blut erheblichen Schwankungen. – Es ist in der Regel nicht erforderlich, den Wert des aktiven Vitamin D zu ermitteln. Entscheidend ist, wie gut die Vitamin-D-Speicher gefüllt sind.

Bei der Bestimmung des Vitamin-D-Spiegels steht der Allgemeinarzt vor dem Problem, daß die Erstattung von speziellen Blutuntersuchungen bei gesetzlichen Krankenkassen im Durchschnitt auf ein Budget von etwa 4 Euro pro Patient und Quartal begrenzt ist (Stand 2011). Die Überschreitung geht zu Lasten des Arztes. Deshalb muß im Regelfall der Patient den Vitamin-D-Test selbst bezahlen.

Angesichts der schwerwiegenden Folgen eines Vitamin-D-Mangels ist diese Ausgabe dem Patienten anzuraten. Die Laborkosten sind unbedeutend, gemessen an den Folgen eines Mangels. Ersatzweise kann bei eindeutig fehlender Zufuhr der Wert auch geschätzt werden.

Die Genauigkeit des Labortests zur Ermittlung des Vitamin-D-Spiegels

Die größte Verbreitung hat der Test von *Diasorin*® gefunden. Dessen Schwankungsbreite und damit die Verläßlichkeit der Testergebnisse wird mit ± 10 Prozent angegeben. Gute Testsysteme für die Labordiagnostik werden auch von *Chromsystems, Immundiagnostik* und *Recipe* bereitgestellt. Als Goldstandard gilt die Massenspektrometer-Analyse.

Die Bestimmung des Vitamin-D-Spiegels als Grundlage für die weitere Behandlung

Bei Verdacht auf Vitamin-D-Mangel ist eine Laboruntersuchung sinnvoll. Sie verschafft Klarheit über die Schwere des Mangels. Daraufhin kann die individuell richtige Dosis für die Vitamin-D-Therapie berechnet werden. Ein optimaler Vitamin-D-Spiegel ist unerläßlich für die Wiedererlangung und Bewahrung der Gesundheit. Patienten, die unter dem *akuten Vitamin-D-Mangelsyndrom* leiden, erfahren in etwa achtzig Prozent der Fälle zumindest eine Besserung, oft sogar vollständige Heilung.

Der Vitamin-D-Test empfiehlt sich aber auch zur Behandlung oder Verhütung von chronisch-degenerativen Erkrankungen. Diese werden vielfach durch einen Vitamin-D-Mangel gefördert. Erwiesen ist das für Rachitis und Osteomalazie (Knochenerweichung und -deformation), Osteoporose, Krebserkrankungen, Abnahme des geistigen Leistungsvermögens, Tuberkulose, Infektanfälligkeit, Immunschwäche und Autoimmunerkrankungen.

Wenn bleiche und blasse Haut ein Indiz für einen Vitamin-D-Mangel ist, so ist gebräunte Haut noch lange kein Beweis, daß der Vitamin-D-Spiegel zufriedenstellend oder optimal wäre. Denn die Bräunung wird auch durch UVA-Strahlung angeregt (Sofortpigmentierung im Unterschied zur langsamen und nachhaltigen Bräunung durch UVB-Strahlung). Schon mit einem einzigen Sonnenbad läßt sich eine gewisse Bräunung erreichen, während selbst mit einem UVB-intensiven Sonnenbad des ganzen Körpers der Vitamin-D-Spiegel höchstens um etwa 2 ng/ml angehoben wird.

Und oft ist nur die Haut im Gesicht, an Händen und Unterarmen gebräunt, der übrige Körper aber blaß, weil es an Ganzkörperbesonnung fehlt. Entsprechend gering fällt der Vitamin-D-Gewinn aus. – Eine blasse Körperhaut spricht für einen Mangel, selbst wenn das Gesicht gebräunt ist.

Bei niedrigem Sonnenstand und atmosphärischer Trübung kann nach einigen Sonnenbädern eine beachtliche Bräunung durch UVA-Strahlung bewirkt werden, obwohl kaum Vitamin-D-wirksame UVB-Strahlung die Erdoberfläche erreicht. Auch in diesem Fall täuscht die gebräunte Haut eine gute Vitamin-D-Versorgung nur vor.

Bei Verwendung von Sonnenschutzmitteln wird die Vitamin-D-Bildung blockiert, weil damit die UVB-Strahlung abgefangen wird. Die Rötungsreaktion wird hinausgeschoben und ein zu langer Aufenthalt in der Sonne ermöglicht. Die UVA-Strahlung passiert dennoch zu einem beträchtlichen Teil die Lichtschutzchemikalien, was die Pigmentierung der Haut anregt. – Wer Sonnenschutzcreme bei jedem Sonnenbad verwendet, kann durchaus gebräunt sein und wird dennoch unter Vitamin-D-Mangel leiden.

Hellhäutigen Personen sieht man den Sonnenmangel

sofort an. Bei Südländern ist das wegen der Grundpigmentierung ihrer Haut nicht möglich. Hinzu kommt, daß Personen mit dunkler Haut (Hauttyp 4 bis 6) mehr UVB-Strahlung brauchen, um die gleiche Menge an Vitamin D zu bilden wie Hellhäutige. Schwarzhäutige benötigen eine zehnfach höhere UVB-Strahlungsdosis als weiße Europäer.

Da in ihren Herkunftsländern keine Kultur des Sonnenbadens gepflegt wird, schließlich scheint dort die Sonne das ganze Jahr kräftig, entwickeln sie in Deutschland mit ihrer Sonnenabstinenz und Gleichgültigkeit gegenüber Sonnenbädern recht schnell einen starken Vitamin-D-Mangel. Der Vitamin-D-Test dient dann der Bestätigung des Mangels.

Auch bei Hellhäutigen kann die Sichtdiagnose täuschen, wenn die Bräunung der Haut schneller nachläßt, als der Vitamin-D-Spiegel sinkt. Also muß nicht jeder, der im Winter blaß aussieht, auch einen Mangel haben. Aufgrund all dieser Unsicherheiten bei der Sichtdiagnose sollte der Arzt ein Vitamin-D-Bewußtsein entwickeln und im Gespräch mit dem Patienten dessen Lebensweise ergründen. Wie oft hat er sich in vergangener Zeit gesonnt? Um welche Tageszeit? Den ganzen Körper? Mit oder ohne Sonnenschutzmittel? Wo hat er seinen letzten Urlaub verbracht? Geht er regelmäßig ins Solarium und nutzt er tatsächlich UVB-Strahler? Nimmt er Vitamin-D-Präparate ein? Wenn ja, in welcher Dosis? Wird die Sonne ohne Komplikationen vertragen? – Die oft negativen Antworten bestätigen, daß ein Vitamin-D-Test angeraten ist.

Bei Älteren ist die Fähigkeit zur Bildung von Vitamin D oft vermindert, so daß nach einem Sonnenbad ihr Vitamin-D-Spiegel weniger als bei Jüngeren ansteigt.

Verdachtsmomente für einen Mangel sind Tabakkonsum,

Übergewicht und Fettleibigkeit, ein Leben in geschlossenen Räumen, Großstadtbewohner (die atmosphärische Trübung aufgrund der Luftschadstoffe vermindert die UVB-Strahlungsintensität), Arbeit in Fabrik und Büro, häufiger Nachtdienst (dann werden auch die sonnigen Tage verschlafen), kein Aufenthalt im Freien während der Mittagszeit (maßgebend ist dabei die unbekleidete und damit der Sonne ausgesetzte Hautfläche), die Verwendung von Sonnencreme beim Sonnenbaden, die Einnahme von Medikamenten, die den Vitamin-D-Stoffwechsel stören (Antiepileptika wie *Phenytoin* oder *Carbamazepin*).

Professor MICHAEL HOLICK hat einen Test zur Erstdiagnose empfohlen: Drückt man bei einem Patienten mit dem Daumen auf das Brustbein, so löst dies bei leichter oder ausgeprägter Osteomalazie Schmerzen aus. Der Holick-Test erlaubt somit nur einen Rückschluß darauf, ob aufgrund eines Vitamin-D-Mangels über eine längere Zeit die Knochenhaut aufgequollen ist. Zu diesem kritischen Zustand darf es aber niemals kommen. Bleibt hingegen beim Holick-Test der Schmerz aus, ist dies noch lange kein Beweis für einen guten Vitamin-D-Spiegel. Der Patient kann dennoch unter einem starken Mangel leiden.

Normale Calciumwerte sind kein Einwand gegen die Bestimmung des Vitamin-D-Spiegels

Viele meinen, es genüge, den Calciumspiegel zu prüfen. Da dieser meist normal ist, gehen sie davon aus, daß eine ausreichende Calciumversorgung gewährleistet sei. Doch diese Auffassung ist falsch. Der Organismus ist genötigt, die Calciumreserven der Knochen anzugreifen, um die Funktion von Nerven und Muskeln, einschließlich des Herzmuskels zu gewährleisten. Ein zu niedriger Calciumspiegel hätte einen Zusammenbruch unter Krämpfen zur Folge.

Der Calciumspiegel im Blut erlaubt deshalb keinen Rückschluß auf die Calciumbilanz. Der Calciumspiegel kann normal sein, obwohl die Calciumverluste über die Nieren erheblich und die Calciumaufnahme über den Darm schlecht ist. Der Organismus kann unter einem extremen Calciummangel leiden und sich im Calcium-Sparmodus befinden, obwohl die Blutwerte normal sind. Trotz normaler Calciumwerte stellen sich dann die Beschwerden und Erkrankungen eines akuten Vitamin-D-Mangels ein und mit der Zeit entwickeln sich chronische Mangelerkrankungen.

Eine Aussage über die Calciumaufnahme und -verwertung ist nur unter Einbeziehung des Vitamin-D-Spiegels möglich. Allein dieser Wert gibt Aufschluß darüber, ob eine Vitamin-D-Therapie angezeigt ist.

Calciumwerte von 2,1 oder 2,2 mmol/l im unteren Normbereich lassen allerdings einen starken Vitamin-D-Mangel vermuten.

Der AP-Wert als Instrument zur Rückschau und Verlaufskontrolle

Verdacht auf Knochenabbau besteht, wenn für die alkalische Phosphatase (AP) Werte von deutlich über 100 U/l (Units bzw. Einheiten pro Liter) bei normalen Leberwerten gemessen werden. Hohe Werte von über 120 U/l sind unter Umständen ein Hinweis auf fortgeschrittene Osteoporose.

Nach ein bis zwei Jahren Vitamin-D-Therapie gehen die AP-Werte meist auf etwa 50 bis 70 U/l zurück.

Da der preiswerte AP-Wert oft bestimmt wird, lohnt es sich, in der Krankenakte nach erhöhten Werten zu suchen. Sie sind ein Indiz für Vitamin-D-Mangel in der Vergangenheit. Erhöhte AP-Werte geben Anlaß, den Vitamin-D-Spiegel zu überprüfen.

Die regelmäßige Bestimmung der AP-Werte eignet sich auch zur Verlaufskontrolle bei Osteoporose-Patienten. Allerdings haben Menschen mit geringem Körpergewicht selbst bei einem extremen Mangel an Vitamin D oft normale AP-Werte. Bei ihnen ist die Kontrolle des Vitamin-D-Spiegels nicht zu vermeiden.

Die AP-Normwerte sind mit Vorsicht zu betrachten. Für Erwachsene wurde der Grenzwert mit 100 U/l, für Ältere sogar mit 140 U/l festgelegt. In diesem Bereich findet aber bereits Knochenabbau statt, der durch einen meist bestehenden Vitamin-D-Mangel gefördert wird. Bei Kindern werden sogar AP-Werte bis 500, ja bis 700 U/l als „noch altersgemäß normal“ eingestuft, obwohl die Behandlung mit Vitamin D solch hohe Werte in kurzer Zeit halbieren kann.

Als unbedenklich und normal sollten nur AP-Werte gelten, die nach längerer Zeit mit gutem Vitamin-D-Spiegel erreicht werden. Diese Werte liegen für Erwachsene meist im Bereich von 50 bis 80 U/l.

Die Vitamin-D-Therapie

Orientierung an der Speicherfüllung anstatt am Tagesbedarf

Bei Mangelpatienten sind die Vitamin-D-Speicher leer und sollten umgehend gefüllt werden. Deshalb ist die Behandlung zu gliedern in:

1. *Anfangstherapie.* Dient der Auffüllung der Speicher und dem baldigen Erreichen eines optimalen Vitamin-D-Spiegels. Die erforderliche Dosis wird einmalig binnen weniger Tage eingenommen. Maßgebend sind die Differenz von Zielwert und aktuellem 25-Vitamin-D-Spiegel sowie das Körpergewicht.
2. *Dauertherapie.* Dient dem Ausgleich der täglichen Verluste und dem Erhalt eines guten Vitamin-D-Spiegels. Dabei orientiert man sich am Tages- oder Wochenbedarf.

Meist wird der Fehler gemacht, die Anfangstherapie auszulassen. So wird versäumt, einen optimalen Vitamin-D-Spiegel in der ersten Woche zu erreichen und eine baldige Genesung zu bewirken.

Der zweite Fehler besteht darin, eine zu geringe Erhaltungsdosis für die Dauertherapie zu verordnen. Mit den üblichen Babydosierungen von 400 oder 800 Einheiten wird nichts bewirkt. Diese Dosis für Säuglinge mit einem Körpergewicht von drei Kilogramm war lediglich auf die Verhütung von Rachitis ausgerichtet. Erwachsene haben einen weitaus höheren Bedarf.

Entscheidend ist, daß gleich zu Beginn ein optimaler Vitamin-D-Spiegel erreicht und danach aufrechterhalten wird. Es muß ein ausreichend hohes Vitamin-D-Guthaben aufgebaut und bewahrt werden, von dem der Organismus zehren und seine Vitamin-D-Aufgaben erfüllen kann.

Die Berechnung der Vitamin-D-Dosis

Rechtlicher Hinweis: Die folgenden Dosisempfehlungen beruhen auf fundierten Kenntnissen der Fachliteratur und jahrelang gewonnenen klinisch-praktischen Erfahrungen auf Expertenniveau. Jeder Arzt und Therapeut ist dennoch verpflichtet, sich mit dem aktuellen Stand der Vitamin-D-Therapie vertraut zu machen, bei jedem Einzelfall genaue Untersuchungen durchzuführen und die Therapie situationsabhängig anzuwenden.

Bei Verdacht auf einen Mangel ist es zweckmäßig, den Vitamin-D-Spiegel des Patienten zu bestimmen (Experten können bei Patienten mit langfristig fehlender Vitamin-D-Zufuhr auf den Test verzichten). Aufgrund dieses Befundes wird geprüft, ob die Notwendigkeit einer Vitamin-D-Therapie besteht. Es wird die einmalige Dosis für die Anfangstherapie berechnet sowie die Tagesdosis für die Dauertherapie.

Die Therapie ist bei einem Blutwert von unter 30 ng/ml ratsam. Wenn Symptome und Erkrankungen infolge eines Vitamin-D-Mangels festgestellt werden, ist dessen Beseitigung erforderlich. Dies gilt auch, wenn das Risiko für degenerative Erkrankungen gesenkt werden soll, die durch Vitamin-D-Defizit gefördert werden. Es gibt keinen medizinischen Grund, Vitamin-D-Mangel unbehandelt zu belassen.

Bei Patienten mit Osteoporose ist zur Vermeidung von Knochenabbau ein Vitamin-D-Wert von über 40 ng/ml erstrebenswert. Zur Verhütung von Krebserkrankungen ist dauerhaft ein Zielwert oberhalb von 50 ng/ml zu empfehlen.

Der Vitamin-D-Spiegel sollte unter 100 bis 150 ng/ml liegen. Menschen, die ihren Körper täglich intensiver UVB-Strahlung der Sonne aussetzen, etwa Bademeister im Sommer und die Angehörigen tropischer Naturvölker, bleiben unter 100 ng/ml.

Ein Vitamin-D-Spiegel bis 150 ng/ml scheint unbedenklich zu sein. Erst ab Werten von 150 bis 200 ng/ml werden in der Literatur Störungen durch überhöhte Calciumwerte im Blut beschrieben. Bei 300 ng/ml beginnt der toxische Bereich (PMID:18689406).

Berechnung der Vitamin-D-Dosis für die Anfangstherapie: Um den Vitamin-D-Spiegel um 1 ng/ml anzuheben, ist bei einem Körpergewicht von 70 Kilogramm die Gabe von ca. 10 000 Einheiten erforderlich. Bei einem anderen Gewicht wird die Dosierung proportional korrigiert. Denn Vitamin D wird in allen Geweben gespeichert, in Fett, Muskulatur und Knochen ebenso wie in inneren Organen und Körperflüssigkeiten. Je mehr Körpermasse vorhanden ist, um so mehr verdünnt sich das eingenommene oder durch Bestrahlung gebildete Vitamin D. Dadurch fällt dessen Konzentration im Blut geringer aus. Entsprechend höher muß das Vitamin D dosiert werden. Die praktisch-klinische Erfahrung hat diese Berechnungsmethode bestätigt.

Die Verläßlichkeit des Vitamin-D-Tests (*Diasorin*®) liegt bei ± 10 Prozent, die Dosisgenauigkeit von *Dekristol 20000*® ebenfalls bei ± 10 Prozent.

Die individuell abhängige Schwankungsbreite bei der Aufnahme und Speicherung von Vitamin D nach oben hält sich gleichfalls in Grenzen, so daß eine Überdosierung nicht zu befürchten ist. Der Zielwert wird mit einer Schwankungsbreite von ± 20 ng/ml erreicht.

Bei Patienten mit geschädigten Darmschleimhäuten kann die Aufnahme allerdings erheblich, ja sogar gänzlich blokkiert sein. Unterversorgung ist die Folge und eine alternative Therapie zum Beispiel mittels UVB-Bestrahlung kann erforderlich werden.

Die schlechte Aufnahme von Vitamin D kann mitunter auch bei Patienten ohne ersichtlichen Grund festgestellt werden. Also nicht Überdosierung, sondern vielmehr Unterversorgung ist bei einigen Patienten das Problem. Deshalb sind Kontrolluntersuchungen stets ratsam.

Um den Befürchtungen vor einer Überdosierung zu begegnen, sei daran erinnert, daß früher in der Medizin viel höhere Dosierungen üblich waren: Noch in den siebziger Jahren erhielt jedes Neugeborene eine Spritze zur Rachitis-Prophylaxe mit 200 000 Einheiten (Präparat *Vigantol® 5 mg*). Somit wurden Säuglingen bis zu 60 000 Einheiten je Kilogramm Körpergewicht verabreicht. Bei der Vitamin-D-Anfangstherapie beträgt die einmalige Dosis selbst bei einem extremen Mangel höchstens 7000 Einheiten pro Kilogramm Körpergewicht. Das ist nur ein Achtel der jahrzehntelang üblichen Säuglingsdosis.

Berechnung der Vitamin-D-Dosis für die Dauertherapie: Die Erhaltungsdosis ist vom Körpergewicht des Patienten und vom Zielwert abhängig. Die monatlichen Verluste liegen bei 10 bis 30 Prozent. Bei Rauchern und der Einnahme bestimmter Medikamente sind es mitunter sogar noch mehr. Im Durchschnitt betragen die Verluste 20 Prozent.

Bei Patienten mit Darmerkrankungen und chronischem Durchfall sollte wegen der gestörten Aufnahme eine Kontrolluntersuchung durchgeführt und die Dosis entsprechend gesteigert werden. In schweren Fällen (zum Beispiel bei Morbus Crohn) muß der Vitamin-D-Spiegel mittels Injektionen oder UVB-Bestrahlung der Haut angehoben werden.

Unter diesen Annahmen sind bei einem Normalgewicht von 70 Kilogramm 3333 Einheiten täglich erforderlich (23 000 Einheiten pro Woche), um den Vitamin-D-Spiegel auf einem Zielwert von 50 ng/ml zu erhalten.

Bei einem anderen Körpergewicht ist die Erhaltungsdosis mit einem Korrekturfaktor proportional anzupassen. Ein Gewicht von 140 Kilogramm erfordert also die doppelte und ein Gewicht von 35 Kilogramm die halbe Dosis.

Der Vitamin-D-Gehalt der Nahrung ist vernachlässigbar gering und kann bei der Berechnung der Erhaltungsdosis unberücksichtigt bleiben.

Die Vitamin-D-Gewinne durch Sonnenbaden im Sommerhalbjahr erhöhen den Vitamin-D-Spiegel. Die Erhaltungstherapie mit Sonnenbaden zu kombinieren ist unbedenklich. Denn ein Zielwert von 50 ng/ml liegt am unteren Rand des optimalen Bereiches und selbst bei ausgiebiger Besonnung steigt der Vitamin-D-Spiegel nicht über 90 ng/ml. Kritische Werte können mit der Sonne nicht erreicht werden, auch nicht, wenn durch Präparate bereits ein optimaler Vitamin-D-Spiegel besteht.

Bei intensivem Sonnenbaden mit hohem Vitamin-D-Gewinn kann die Erhaltungstherapie jedoch vorübergehend ausgesetzt werden.

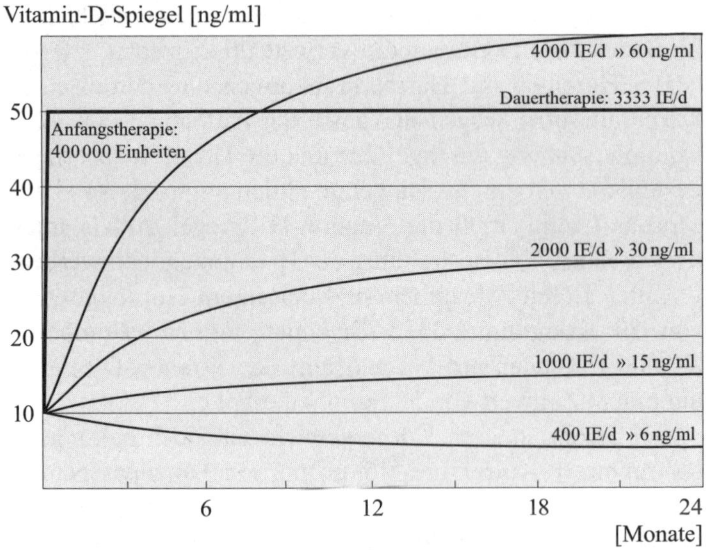

Der Vitamin-D-Spiegel in Abhängigkeit von der Zeit bei unterschiedlicher Vitamin-D-Aufnahme (Parameter).

Annahmen: 1. Körpergewicht: 70 kg. – 2. Erhöhung des Vitamin-D-Spiegels um 1 ng/ml bei einmaliger Aufnahme von 10 000 Einheiten. – 3. Kein Vitamin-D-Gewinn durch UVB-Bestrahlung der Haut. – 4. Absinken des Vitamin-D-Spiegels um 20 Prozent pro Monat. – 5. Ausgangswert: 10 ng/ml. – 6. Zielwert: 50 ng/ml.

Berechnung: Mit der Anfangstherapie (einmalig 400 000 Einheiten) wird binnen weniger Tage der Zielwert erreicht und mit der Dauertherapie (3333 Einheiten pro Tag) aufrechterhalten.

Wird ohne Anfangstherapie eine Tagesdosis von 4000 Einheiten eingenommen, dauert es vier Monate, bis 40 ng/ml, und ein halbes Jahr, bis 50 ng/ml erreicht sind. Der Gleichgewichtswert liegt bei 60 ng/ml. Bei einer Tagesdosis von 1000 Einheiten liegt der Gleichgewichtswert bei 15 ng/ml, der Mangel bleibt also bestehen. Bei einer Tagesdosis von 400 Einheiten fällt der Vitamin-D-Spiegel allmählich auf einen Gleichgewichtswert von 6 ng/ml.

Wird auf die einmalige Anfangstherapie verzichtet, so dauert es über ein Jahr, bis die dosisabhängigen Gleichgewichtswerte erreicht sind. Solange darf jedoch kein Patient warten. Deshalb ist es ein Fehler, die Anfangstherapie auszulassen. Denn nur mit dieser kann der Vitamin-D-Spiegel schnell auf den Zielwert angehoben werden.

Selbst bei einer relativ hohen Dosis von 4000 Einheiten täglich dauert es einige Monate, bis akzeptable Vitamin-D-Werte erreicht werden. Danach steigt der Vitamin-D-Spiegel über den Zielwert hinaus und nähert sich langsam dem Gleichgewichtswert, bei welchem die Vitamin-D-Verluste gleich der Zufuhr sind.

Das Schaubild macht zudem deutlich, wie unergiebig kleine Mengen sind. 200 Einheiten täglich sind vernachlässigbar: Der Gleichgewichtswert gemäß den Annahmen beträgt nur 3 ng/ml ohne Zufuhr von Vitamin D aus anderen Quellen oder durch UV-Bestrahlung der Haut. Bei den üblichen niedrigen Dosierungen mit 400 Einheiten (Gleichgewicht bei 6 ng/ml) oder 800 Einheiten (12 ng/ml) sieht es kaum besser aus.

Vitamin-D-Dosis für die Dauertherapie stillender Mütter: Studien zufolge sollte die Stillende mindestens 6400 Einheiten täglich aufnehmen, um ihrem Säugling ausreichend Vitamin D zuzuführen. Sicherheitshalber können dem Säugling darüber hinaus 500 Einheiten oral pro Tag gegeben werden. Bei hohem Körpergewicht oder Zigarettenkonsum der Mutter kann eine Blutkontrolle durchgeführt werden, damit die Dosis gegebenenfalls erhöht und eine ausreichende Vitamin-D-Versorgung des Säuglings gewährleistet wird.

Einmalige Dosis für die Anfangstherapie:

$$D_{AT} = (\text{Vit.}\,D_{ZW} - \text{Vit.}\,D_{B}) \cdot KF_{KG} \cdot StF$$

Erhaltungsdosis für die Dauertherapie:

$$D_{DT} = \text{Vit.}\,D_{ZW} \cdot VR \cdot KF_{KG} \cdot StF \qquad \textit{(pro Monat)}$$

$$= (\text{Vit.}\,D_{ZW} \cdot VR \cdot KF_{KG} \cdot StF) \cdot (7/30) \qquad \textit{(pro Woche)}$$

$$= (\text{Vit.}\,D_{ZW} \cdot VR \cdot KF_{KG} \cdot StF)/30 \qquad \textit{(pro Tag)}$$

Erklärung der Formelzeichen:

D_{AT}	Dosis für die Anfangstherapie – [Einheiten]
D_{DT}	Dosis für die Dauertherapie – [Einheiten]
$\text{Vit.}\,D_{B}$	Vitamin-D-Spiegel, aktueller Befund – [ng/ml]
$\text{Vit.}\,D_{ZW}$	Vitamin-D-Spiegel, Zielwert – [ng/ml]
StF	Steigerungsfaktor – [10 000 Einheiten /(ng/ml)]
VR	Verlustrate – [0,2 = 20 Prozent pro Monat]
KF_{KG}	Korrekturfaktor Körpergewicht

$KG_{Pat.}$ – Körpergewicht des Patienten – [kg]
KG_{Norm} – normales Körpergewicht – [70 kg]

$$KF_{KG} = \frac{KG_{Pat.}}{KG_{Norm}}$$

Berechnungsformeln für die Dosierung bei Anfangs- und Dauertherapie. Steigerungsfaktor und Verlustrate sind Durchschnittswerte und variieren individuell.

Kurzformel für Anfangstherapie (Kapsel mit 20 000 Einheiten):
Zahl der Kapseln = Gewünschter Anstieg x Körpergewicht x 0,007
Beispiel: 40 ng/ml x 100 kg x 0,007 = 28 Kapseln initial

Kurzformel für Erhaltungstherapie (Kapseln pro Monat):
Anzahl der Kapseln = Zielwert x Körpergewicht x 0,0014

Berechnungsbeispiel 1

Körpergewicht des Patienten: 57 kg
Vitamin-D-Spiegel: 18 ng/ml
Vitamin-D-Zielwert: 40 ng/ml

Einmalige Dosis für die Anfangstherapie:

$$= (40-18)\,\text{ng/ml}\ \frac{57\,\text{kg}}{70\,\text{kg}}\ \frac{10\,000\ \text{Einheiten}}{1\ \text{ng/ml}}$$

= 180 000 Einheiten (9 Kapseln zu je 20 000 Einheiten)
(erster Tag 5 und zweiter Tag 4 Kapseln)

Erhaltungsdosis für die Dauertherapie:

$$= 40\,\text{ng/ml} \cdot 0{,}2 \cdot \frac{57\,\text{kg}}{70\,\text{kg}}\ \frac{10\,000\ \text{Einheiten}}{1\ \text{ng/ml}}$$

= 65 000 Einheiten (3 Kapseln pro Monat)

Berechnungsbeispiel 2

Körpergewicht des Patienten: 102 kg
Vitamin-D-Spiegel: 9 ng/ml
Vitamin-D-Zielwert: 50 ng/ml

Einmalige Dosis für die Anfangstherapie:

$$= (50-9)\,\text{ng/ml}\ \frac{102\,\text{kg}}{70\,\text{kg}}\ \frac{10\,000\ \text{Einheiten}}{1\ \text{ng/ml}}$$

= 600 000 Einheiten (30 Kapseln zu je 20 000 Einheiten)
(jeweils 5 Kapseln an sechs Tagen).

Erhaltungsdosis für die Dauertherapie:

$$= 50\,\text{ng/ml} \cdot 0{,}2 \cdot \frac{102\,\text{kg}}{70\,\text{kg}}\ \frac{10\,000\ \text{Einheiten}}{1\ \text{ng/ml}}$$

= 145 000 Einheiten (7 Kapseln pro Monat)

Berechnungsbeispiele für die Dosierung von Vitamin D bei der Anfangs- und Dauertherapie.

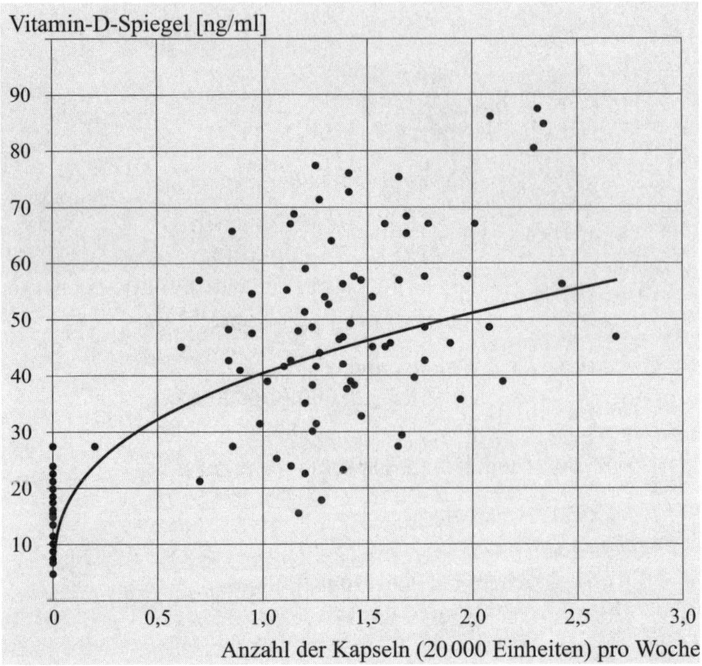

Vitamin-D-Spiegel unterschiedlicher Patienten in Abhängigkeit von der wöchentlichen Erhaltungsdosis, bezogen auf ein Körpergewicht von 70 Kilogramm (Institut Vitamindelta.de).

Das Schaubild zeigt die enormen Unterschiede von Patient zu Patient bei gleicher Dosis pro Kilogramm Körpergewicht. Diese hohe vertikale Schwankungsbreite ist auf die individuell unterschiedliche Aufnahme und Verlustrate zurückzuführen.

Es besteht keine lineare Abhängigkeit des Vitamin-D-Spiegels von der Erhaltungsdosis: Bei höheren Dosierungen verringert sich die Aufnahmerate deutlich. Aufgrund dieses Effektes braucht man keine Angst vor einer Überdosis zu haben.

Ganz links sind die Daten von Patienten aufgeführt, die im Winter keine Vitamin-D-Präparate erhalten haben.

Für Spezialisten: Individuelle Berechnung der Kenngrößen:

Der individuelle Steigerungsfaktor kann ermittelt werden, indem nach der Einnahme der einmaligen Anfangsdosis der Vitamin-D-Spiegel erneut bestimmt und überprüft wird, ob der Zielwert erreicht ist. Bei Abweichung vom berechneten Wert ist ein Korrekturfaktor zu ermitteln. – Dieses Vorgehen empfiehlt sich besonders bei Patienten mit Darmerkrankungen, die weniger Vitamin D aufnehmen. Bei schlimmer Schädigung der Darmschleimhaut muß notfalls auf Injektionen oder UVB-Bestrahlung der Haut ausgewichen werden.

Bei einer niedrigen Tagesdosis unter 1500 Einheiten verbessert sich die prozentuale Aufnahme im Darm. Der Steigerungsfaktor ist in diesem Falle höher.

Die Verlustrate ist bei Rauchern und Konsumenten einiger Arzneimittel erhöht (zum Beispiel Carbamazepin oder Phenytoin), ebenso bei stillenden Müttern (erhöhte Verluste über die Muttermilch). Die individuelle Verlustrate kann ebenfalls ermittelt werden: Dazu wird der Vitamin-D-Spiegel einen Monat nach der Anfangstherapie bestimmt. Anschließend wird auf die Einnahme von Vitamin-D-Präparaten für ein bis drei Monate verzichtet und erneut der Vitamin-D-Spiegel überprüft. Ein längerer Zeitraum verringert die Fehlerauswirkung bei der Bestimmung der Verlustrate. Diese Methode ist allerdings nur im Winterhalbjahr verläßlich, wenn es keine Vitamin-D-Gewinne durch Sonnenbäder gibt. Die Verfälschung der Ergebnisse durch Verzehr Vitamin-D-haltiger Nahrungsmittel dürfte in den meisten Fällen vernachlässigbar sein, es sei denn, der Patient ißt täglich fetten Seefisch. – Damit der Patient nach diesem Test nicht erneut unter Vitamin-D-Mangel leidet, sollte der Ausgangswert über 50 ng/ml liegen.

Mittlerweile werden auch hohe Tagesdosen von 8000 oder 10000 Einheiten empfohlen. Ob dies sinnvoll ist, hängt vom Einzelfall ab.

Grundsätzlich ist das Körpergewicht zu berücksichtigen und zwischen Anfangs- und Dauertherapie zu unterscheiden. Wird dies nicht getan, steigt der Vitamin-D-Spiegel mit jedem Monat an. Theoretisch errechnet sich bei Normalgewicht und Einnahme von 8000 Einheiten täglich sowie einer Verlustrate von 20 Prozent nach einem Jahr ein Vitamin-D-Spiegel von 100 ng/ml.

Wie kommen derart hohe Empfehlungen zustande? Bei vielen Studien wurde das Körpergewicht der Versuchsteilnehmer nicht berücksichtigt. In den USA, wo die meisten Untersuchungen durchgeführt wurden, sind viele Teilnehmer übergewichtig. Vitamin D verteilt sich dann auf eine größere Körpermasse und der Vitamin-D-Spiegel fällt geringer aus als bei Schlanken. Werden Untersuchungsergebnisse, die mit Übergewichtigen gewonnen wurden, ohne Korrektur auf Schlanke übertragen, ergeben sich zu hohe Empfehlungen.

Einige Versuchsteilnehmer haben vielleicht kranke Darmschleimhäute, wodurch die Vitamin-D-Aufnahme gestört ist und ebenfalls höhere Dosen erforderlich sind. Auch die hohen Verluste durch Rauchen oder Einnahme bestimmter Arzneimittel können die Versuchsergebnisse verfälschen und zu überhöhten Dosierungsempfehlungen für Gesunde führen.

Auch bei hohen Tagesdosen dauert es weit über ein Jahr, bis der Gleichgewichtswert erreicht ist, bei dem die Zufuhr durch die Verluste ausgeglichen wird. Kurzzeitstudien über einige Wochen oder wenige Monate vermitteln somit ein falsches Bild. Man versucht, mit überhöhten Tagesdosen den Zielwert in kurzer Zeit zu erreichen, ohne zu bedenken, daß man damit langfristig über das Ziel hinausschießt. Dies ist allerdings in mäßiger Überdosierung kaum gefährlich, denn bei hohen Dosen ist die prozentuale Vitamin-D-Aufnahme geringer. Um Fehlurteile zu vermeiden, ist stets zwischen einmaliger Anfangsdosis und wöchentlicher Erhaltungsdosis zu unterscheiden.

Bei der Vitamin-D-Therapie sollten Laborkontrollen nicht gleich nach der Einnahme durchgeführt werden, ansonsten werden aufgrund der Anflutungseffekte zu hohe Werte ausgewiesen. Nach der Anfangstherapie sollte ein bis zwei Monate gewartet werden, nach der Wochendosis drei Tage, damit ein Blutspiegel gemessen wird, der dem in der Zelle entspricht.

Vitamin-D-Präparate

Es gibt in Deutschland nur ein konfektioniertes Vitamin-D-Präparat (in Kapsel- oder Tablettenform), das mehr als 2000 Einheiten enthält, nämlich *Dekristol 20 000®*. Da derzeit eine Alternative fehlt, sei es gestattet, dieses eine Präparat konkret zu benennen.

In Deutschland sind alle geformten Vitamin-D-Präparate mit mehr als 2000 Einheiten verschreibungspflichtig. Doch dies ist eine verfehlte Vorsichtsmaßnahme. Denn seit Jahren kann man in französischen Apotheken mit Rezept eine Trinkampulle mit 200 000 Einheiten für weniger als 2 Euro kaufen, ohne daß dies zu Problemen geführt hätte. In den USA oder in den Niederlanden sind Kapseln mit 50 000 Einheiten frei im Versandhandel erhältlich.

In geringer Dosierung und in flüssiger Form werden Vitamin-D-Präparate von zahlreichen Unternehmen unter verschiedenen Namen auf den deutschen Markt gebracht. Da die patentfreien Vitamin-D-Präparate nur wenig Gewinn abwerfen, wurde seitens der Hersteller bislang nur wenig in die Vermarktung investiert. Seit 2011 zeichnet sich jedoch ein Sinneswandel ab.

Tabletten-Präparate mit 1000 Einheiten und weniger sind angesichts der hohen erforderlichen Dosen nicht für die Vitamin-D-Therapie geeignet, weil dabei der Patient unnötig viele Zusatzstoffe aufnimmt.

Die Kosten der Vitamin-D-Therapie

Die Kosten der Anfangstherapie (15 Kapseln mit je 20 000 und insgesamt 300 000 Einheiten) betragen nur etwa 6 Euro. Bei der Dauertherapie reichen 6 Euro je nach Körpergewicht für zwei bis drei Monate. Die Behandlung ist also nicht nur wirksam und unbedenklich, sondern auch äußerst preiswert.

Die Vitamin-D-Therapie ist sicher und unbedenklich

Kritisch ist erst ein Vitamin-D-Spiegel von über 150 ng/ml, weil dann eine vorübergehende Calciumüberlastung entstehen kann (Hypercalciämie). Um die kritische Schwelle von 150 ng/ml zu erreichen, braucht ein 70 Kilogramm schwerer Patient etwa 75 Kapseln mit je 20 000 Einheiten, also 1 500 000 Einheiten. Die verschriebene Gesamtdosis sollte deshalb sicherheitshalber unter dieser kritischen Dosis liegen. Diese ist auch dann noch ungefährlich, wenn der Patient alles auf einmal einnehmen würde.

Schwerwiegende Vergiftungen werden in der Literatur erst bei Werten von über 300 ng/ml beschrieben. Der Sicherheitsabstand zwischen einem optimalen Blutwert und Vergiftung ist also größer als bei den allermeisten Arzneimitteln.

Eine Überdosierung kann sich nur durch Fehlberechnung ergeben oder wenn sich der Patient nicht an die Dosisempfehlungen hält. In meiner Praxis fiel einmal ein älterer Patient auf, weil er bereits einen Monat nach Beginn der Vitamin-D-Therapie erneut ein Rezept für *Dekristol 20 000®* verlangte. Auf Nachfrage stellte sich heraus, daß er die schriftlichen Hinweise ignoriert hatte. Nach der Anfangstherapie mit 15 Kapseln (300 000 Einheiten) hat er weitere 35 Kapseln (je eine pro Tag) genommen. Sein Vitamin-D-Spiegel war trotz einer Tagesdosis von 20 000 Einheiten nur bis auf 103 ng/ml gestiegen, wie eine Kontrollmessung ergab. Der Calciumspiegel war normal und der Patient frei von Beschwerden. Die weitere Therapie wurde ausgesetzt, bis der Vitamin-D-Spiegel auf den Zielwert abgeklungen war, und danach die Erhaltungsdosis erneut aufgenommen.

Bei einem anderen Fall wurde nach ungenehmigter Einnahme von 50 Kapseln in zwei Wochen (vier Kapseln pro Tag) ein Vitamin-D-Spiegel von 126 ng/ml erreicht. Das Befinden der Patientin war unauffällig und ihr Calciumspiegel normal.

Als unbegründet hat sich die Befürchtung erwiesen, die Einnahme von Vitamin-D-Präparaten führe vermehrt zu

Nierensteinen. Auch in eigener Praxis konnte ich bei dreitausend Verordnungen keine Entstehung von Nierensteinen bei Patienten mit Vitamin-D-Einnahme feststellen.

An dieser Stelle sei noch eine erklärende Ergänzung angefügt. Regelmäßig steigt nach der Anfangstherapie der Calciumwert in den oberen Normbereich. Viele deutsche Labore bewerten dabei schon Werte über 2,60 mmol/l als krankhaft erhöht. In internationalen Studien werden jedoch erst Werte über 2,75 mmol/l als problematische „Hypercalciämie" (krankhaft erhöhte Calciumwerte im Blut) angesehen. Eine Forschergruppe aus Paris sieht keine Gefahr, sofern der Calciumspiegel unterhalb von 3,00 mmol/l bleibt.

Es gibt keine Quellen, die für den Bereich von 2,60 bis 3,00 mmol/l eine Gefahr beschreiben. Die für Deutschland typische Obergrenze von 2,60 mmol/l reflektiert nur die Folgen des landesweiten Vitamin-D-Mangels. Die zu großen Teilen erkrankte Bevölkerung zieht den Streubereich für Vitamin D und Calcium nach unten. Deshalb gilt es, den Vitamin-D-Spiegel zu normalisieren und sich dabei nicht von „erhöhten" Calciumwerten irritieren zu lassen, solange diese unter 3,00 mmol/l bleiben. Dadurch besteht auch keine Gefahr für die „Verkalkung" der Blutgefäße. Vielmehr ist der Mangel an Vitamin D ein Risikofaktor für Arteriosklerose (Literaturhinweise im Anhang).

Die verfehlte Einnahme von Calciumpräparaten

Bei gutem Vitamin-D-Spiegel und halbwegs richtiger Ernährung wird genug Calcium aufgenommen, so daß es keiner Einnahme von Calciumpräparaten bedarf.

Diese Präparate können sogar die Verkalkung der Blutgefäße fördern, was mit erhöhtem Risiko für Herzinfarkt, Schlaganfall und Nierenschäden verbunden ist. Denn bei übermäßiger Calciumaufnahme wird die Umwandlung des gespeicherten Vitamin D in die aktive Form gehemmt. Anstatt die Schutzwirkung des Vitamin D durch Calciumpräparate zu stören, sollte man für gute Vitamin-D-Spiegel sorgen.

Auch die Ernährung ist wichtig. Bei reichlich säureüberschüssiger Nahrung (Fleisch, Käse, Quark, Eier, Getreide) wird vermehrt Calcium mit dem sauren Urin ausgeschieden. Um diese Calciumverluste zu vermeiden, ist eine überwiegend basenüberschüssige Ernährung mit Obst, Gemüse und Kartoffeln sinnvoll. Das ist besonders im Alter wichtig. Andernfalls werden erhöhte Calciumverluste über die Nieren durch den Abbau von Knochenmasse ausgeglichen.

Salat und Gemüse sind zudem die Nahrungsmittel mit der höchsten Calciumdichte (die Menge des Calciums bezogen auf die Kalorien), übrigens höher als bei Milch. Auch Früchte haben eine relativ hohe Calciumdichte bei guter Calciumverfügbarkeit. Im Gegensatz dazu enthalten Fabrikzucker, Süßigkeiten und Weißmehlprodukte kein oder fast kein Calcium, ebensowenig wie Öle, Fette und fettreiche Nahrungsmittel. Auch Vollkornprodukte haben nur eine geringe Calciumdichte und das wenige Calcium ist außerdem noch schlecht verfügbar. Wer seine Calciumzufuhr und -verwertung verbessern möchte, braucht also nur mehr Obst und Gemüse zu essen. Nebenbei wird die Versorgung mit anderen Mineralstoffen, Vitaminen und Antioxidantien verbessert.

Doch gesunde Ernährung und guter Vitamin-D-Spiegel

allein genügen nicht zur Verhütung von Osteoporose: Die Knochen müssen ebenso wie die Muskeln durch regelmäßiges Training gestärkt werden. Muskeln und Knochen schwinden gleichermaßen, wenn sie nicht beansprucht werden. Die effektivste Methode zum Muskel- und Knochenaufbau ist das gesundheitsorientierte Krafttraining. Auch Hochbetagte und sogar Pflegebedürftige können dadurch Muskelmasse und Knochenmasse gewinnen. Das Krafttraining ist der entscheidende Faktor.

Muskeltraining und Vitamin D

Muskeltraining regt die Aktivierung von Vitamin D an. Denn zum Auslösen einer Muskelkontraktion strömen Calcium-Ionen in die Muskelzellen ein. Dadurch verringert sich unmerklich das Calcium im Blut, was sofort die vermehrte Umwandlung von gespeichertem Vitamin D in seine aktive Form auslöst. Damit wird mehr Calcium aus dem Darm aufgenommen und die Calciumdefizite im Blut ausgeglichen.

Das aktive Vitamin D entfaltet nach der Muskelarbeit dann zusätzlich seine vielfältigen genetischen Schutzwirkungen im Zell- und Immunsystem, die weit über die Steuerung des Calciumstoffwechsels hinausgehen. Das aktive Vitamin D kann deshalb auch als Protectosteron bezeichnet werden (Protecto steht für Schutz, Steron für Steroidhormon).

Muskelaktivität verstärkt somit die Wirksamkeit von Vitamin D, weil es dessen Aktivierung anregt. Die gesundheitsfördernden Effekte von Bewegung sowie regelmäßigem Kraft- und Ausdauertraining sind zum Teil auf diese Wirkungsverstärkung zurückzuführen.

So ist für eine optimale Muskel- und Nervenfunktion ein ausreichender Vitamin-D-Spiegel erforderlich. Vitamin-D-Mangel führt deshalb zu einer geringeren muskulären Leistungsfähigkeit, extremer Mangel sogar zu Muskelschwäche und Koordinationsstörungen. – Schon die Athleten im Altertum wußten instinktiv um diese Zusammenhänge und sonnten sich bei jeder Gelegenheit. Dieses Solardoping ist völlig unbedenklich und verspricht vielfältige positive Nebenwirkungen.

Aus all dem wird deutlich, wie wichtig es ist, ganzheitlich zu denken und alles Wesentliche einzubeziehen: Sonne, Vitamin-D-Spiegel, naturgemäße Ernährung, genug Bewegung im Alltag, Kraft- und Ausdauertraining sowie Ruhe und Erholung.

Die Behandlung mit UVB-Strahlern

Durch UVB-Bestrahlung der Haut wird die Vitamin-D-Bildung angeregt. Doch die Lampen in Solarien haben oft nur einen geringen UVB-Anteil, da in Sonnenstudios oft nur Wert auf schnelle Bräunung durch UVA-Strahlung gelegt wird. Dadurch reduziert sich die Vitamin-D-Ausbeute. Die tief in die Haut eindringende UVA-Strahlung beschleunigt stattdessen die Hautalterung, weshalb häufige Besuche im Solarium mit Vorsicht zu genießen sind.

Die Gläser der Sonnenbank filtern oft die erwünschte UVB-Strahlung aus. Dadurch vermindert sich der mögliche Vitamin-D-Gewinn zusätzlich. Mit zunehmender Betriebsdauer der UV-Lampen läßt zudem deren UVB-Strahlungsintensität nach.

Um diese Nachteile zu vermeiden, wurden spezielle Strahler entwickelt. So hat der *Ultra-Vitalux-Strahler* von Osram einen hohen UVB-Anteil (etwa so viel wie die im Zenit stehende Tropensonne). Doch anscheinend aus haftungsrechtlichen Gründen werden diese Strahler über den Fachhandel nur mit dem Warnhinweis verkauft: Nicht zur Personenbestrahlung geeignet. Deshalb kann sie niemand offiziell für diesen Zweck empfehlen. So wird der *Ultra-Vitalux-Strahler* nur in Pferdesolarien verwendet sowie zur Bestrahlung von Leguanen, Schlangen und Meerschweinchen. – Wer diese Strahler nutzen möchte, braucht eine hitzebeständige Fassung und Halterung.

Bei der UV-Bestrahlung in den meisten Solarien wissen weder Arzt noch Patient, wicviel Vitamin D bei einer Bestrahlung gebildet wird. Die Unterschiede in der UVB-Dosis zwischen den einzelnen Sonnenbänken können erheblich sein. Im ungünstigen Fall werden viele Bestrahlungen durchgeführt und der Patient sieht schön gebräunt aus, aber der Vitamin-D-Spiegel ist nur geringfügig angestiegen. Dann bleiben auch die Heilerfolge aus.

Deshalb sollten zertifizierte Sonnenstudios besucht werden, wo gewährleistet ist, daß die Geräte einen ausreichend hohen UVB-Anteil haben.

Die Therapie mit UVB-Strahlern dauert zudem recht lange, selbst im Idealfall einige Wochen. Bei der Therapie mit Präparaten ist hingegen schon nach wenigen Tagen ein optimaler Vitamin-D-Spiegel erreichbar.

Bevor die Haut der UV-Strahlung ausgesetzt wird, empfiehlt es sich, zunächst den Vitamin-D-Spiegel mit einem Präparat anzuheben. Dadurch verträgt die Haut die UV-Strahlung besser.

Sonnenbäder leisten weitaus mehr, als nur die Vitamin-D-Bildung anzuregen. Man denke nur an die wohltuende Wärmestrahlung und an das helle Tageslicht, das Wohlbefinden vermittelt. Deshalb sollte jeder Sonnentag zu einem wohldosierten Sonnenbad genutzt werden, ohne die Haut durch eine Überdosis UV-Strahlung zu belasten.

Leider sind Sonnenbäder mit Vitamin-D-Gewinn hierzulande nur im Sommerhalbjahr möglich. Von Oktober bis März erreicht keinerlei UVB-Strahlung die Erdoberfläche, weil die Strahlen der tiefstehenden Sonne einen langen Weg durch die Atmosphäre zurücklegen müssen und ausgefiltert werden. Erst wenn die Sonne mit mindestens 45° über dem Horizont steht, wenn also ein Gegenstand größer ist als sein Schatten, ist die UVB-Strahlung intensiv genug, um die Vitamin-D-Bildung wirksam anzuregen.

Bei strahlendblauem Himmel (klare Luft und damit hohe UVB-Strahlungsintensität) genügt allerdings bereits die etwas niedriger stehende Sonne zu einem Vitamin-D-spendenden Sonnenbad. Solche Tage sind zu nutzen.

In Süddeutschland sind die Strahlungsverhältnisse besser als im Norden. In den Höhenlagen der Alpen ist die UVB-Strahlungsintensität am höchsten.

Dunst und verschmutzte Luft, besonders in Großstädten, verringern hingegen die UVB-Einstrahlung. Dadurch verlängert sich die Winterperiode, in der keine Vitamin-D-Bildung möglich ist.

Die UVB-Einstrahlung ist außerdem wetterabhängig. Bei Bewölkung kann selbst im Sommer kein Vitamin D gebildet werden.

Da die UVB-Einstrahlung bei Sonnenhöchststand ihr Tagesmaximum erreicht, sollte die Mittagszeit zum Sonnenbad genutzt werden. Die solare Mittagszeit ist vom Standort abhängig; wegen der Verschiebung infolge der Sommerzeit kommt eine Stunde hinzu. Selbst im Hochsommer kann morgens vor 9 Uhr und abends nach 16 Uhr kaum noch Vitamin D gebildet werden.

Das schönste Sonnenwetter ist für die Vitamin-D-Bildung nutzlos, wenn aufgrund von Arbeit, Schule und Haushalt mittags kein Sonnenbad genommen werden kann. Selbst bei Büroangestellten in tropischen Ländern gibt es Vitamin-D-Mangel, weil sie ihren ganzen Arbeitstag in geschlossenen Räumen verbringen müssen.

Ebenso bringt es keinen Nutzen, lediglich Gesicht, Hände und Unterarme der Mittagssonne auszusetzen, während der übrige Körper mit Kleidung bedeckt bleibt. Die bestrahlte Hautfläche ist dabei oft zu gering, um den Vitamin-D-Spiegel anzuheben. Der ganze Körper sollte gesonnt werden, nur so ist ein Vitamin-D-Ertrag von 10 000 bis 20 000 Einheiten pro Tag zu erzielen.

Alle Sonnenschutzmittel blockieren vorrangig die UVB-Strahlung und verhindern so die Vitamin-D-Bildung. Sie sollten nur dann verwendet werden, wenn die Haut vor übermäßiger UV-Bestrahlung nicht zu schützen ist, indem man sich in den Schatten zurückzieht oder sie mit Kleidung bedeckt.

Ein weiteres Problem besteht darin, daß viele Menschen die intensive UV-Strahlung der Sonne nicht mehr vertragen und deshalb der Mittagssonne ausweichen. Das liegt meist an der fehlenden Anpassung der Haut an die Sonne. Die Pigmentierung und Verdickung der Hornhaut (Lichtschwiele) benötigt Zeit. Bei Vitamin-D-Mangel ist die Haut empfindlich gegenüber der UV-Strahlung, dies erschwert die Therapie mit der Sonne und erfordert längere Gewöhnungszeiten.

Fehlernährung macht die Haut anfällig für Sonnenbrand, vor allem wenn es an Antioxidantien mangelt wie Vitamin C, Karotin und Karotinoiden, die über Obst und Gemüse zugeführt werden. Dies erschwert die Sonnentherapie zusätzlich, besonders bei Patienten mit schwerem Vitamin-D-Mangel, obwohl sie die Sonne so dringend brauchen.

Leider kann die Sonnentherapie auch nur bei schönem Wetter angewendet werden. Und selbst bei gutem Wetter ist die Sonnenkur langwierig. Bei intensiver UVB-Einstrahlung und der Besonnung des ganzen Körpers können täglich bis zu 20 000 Einheiten an Vitamin D gebildet werden. Es wären zwanzig solcher Sonnentage erforderlich, also drei Wochen schönster Sonnenschein und Sommerwetter, um den landestypischen Mangel mit 400 000 Einheiten zu beseitigen.

Bei wechselhaftem Wetter, atmosphärischer Trübung, beruflichen und familiären Verpflichtungen dürften dafür meist zwei Sommermonate nötig sein. Hinzu kommt die Zeit, die zur Gewöhnung der Haut an die Sonne gebraucht wird. Mitunter ist der Sommer dann schon vorüber, bevor ein guter Vitamin-D-Spiegel überhaupt erreicht werden konnte. Danach fällt der Vitamin-D-Spiegel schon wieder ab.

Wer im Urlaub das Glück von zehn Sommertagen mit strahlendblauem Himmel (hohe UVB-Strahlungsintensität) hat und täglich den ganzen Körper sonnt, der erzielt einen Vitamin-D-Gewinn von etwa 200 000 Einheiten. Arbeitet er nach dem Urlaub wieder von 8 bis 16 Uhr im Büro oder in der Fabrik, ohne erneut Vitamin D zu tanken, so ist dieser beachtliche Gewinn bereits nach zwei Monaten wieder aufgebraucht. Gelegentliche Sonnenbäder am Wochenende bewirken wenig. Dies zeigt, wie schwer es ist, bei einem regulären Acht-Stunden-Arbeitstag einen guten Vitamin-D-Spiegel allein mit Sonnenbaden aufrechtzuerhalten.

Früher wurde die Sonnentherapie bevorzugt in den Alpen praktiziert, weil aufgrund von Höhenlage, klarer Luft und Südlage eine höhere UVB-Strahlungsintensität genutzt werden konnte als im übrigen Deutschland. Aber auch dort war man auf die Zeit von Februar bis Oktober beschränkt und auf schönes Wetter angewiesen. Die Höhenkur dauerte damals mindestens zwei bis drei Monate.

Wer heutzutage eine Sonnenkur im Winter durchführen möchte, muß weit in den Süden reisen; zur Zeit der Wintersonnenwende mindestens nach Süditalien oder Südspanien, besser noch auf die kanarischen Inseln. Erforderlich sind drei bis vier Wochen. Ein Kurzurlaub verspricht lediglich eine geringfügige Anhebung des Vitamin-D-Spiegels.

Die Sonnentherapie ist also eine langwierige Angelegenheit. Genügen die Sonnenbäder nicht für einen optimalen Vitamin-D-Spiegel, so sollte dieser mit Präparaten auf ein optimales Niveau angehoben werden.

Am besten ist es, eine Grundversorgung mit Präparaten sicherzustellen und darüber hinaus jede Gelegenheit zu wohldosierten Sonnenbädern zu nutzen.

Die Vorteile der Vitamin-D-Therapie mit Präparaten

Mit Präparaten läßt sich ein Vitamin-D-Mangel schnell und wirksam beheben, unabhängig von Ort, Wetter und Jahreszeit. Es besteht die Möglichkeit, auch Patienten zu behandeln, die körperlich oder geistig nicht in der Lage sind, sich mit Vitamin-D-Gewinn zu sonnen – zum Beispiel Kranke, Pflegebedürftige und Behinderte. Es kann allen geholfen werden, die aufgrund ihrer beruflichen, schulischen und häuslichen Verpflichtungen kaum Zeit zu einem Sonnenbad in der Mittagszeit finden. Wem im Winter das Geld oder die Zeit für eine Reise in den sonnigen Süden fehlt, kann seinen Vitamin-D-Mangel mit Präparaten beheben.

Bei Vitamin-D-Mangelerkrankungen besteht die schnellste und wirksamste Behandlung in der Vitamin-D-Therapie mit Präparaten.

Auch zur Verhinderung akuter und chronischer Erkrankungen, vor allem im Winter, sollte auf Vitamin D nicht verzichtet werden.

Der Vitamin-D-Gehalt der Nahrung

Die meisten Nahrungsmittel enthalten kein Vitamin D oder nur Spuren davon. Selbst Meeresfisch trägt nur wenig zur Vitamin-D-Versorgung bei. Deshalb wird kaum Vitamin D über die Nahrung aufgenommen.

Nur wenige Fischarten sind reich an Vitamin D, etwa Hering, Lachs und Aal (siehe Tabelle). Doch dies gilt nur für wildlebende Fische. Entgegen einem irrigen Glauben können Fische gar kein Vitamin D bilden. Das Vitamin D der Fische stammt von einigen spezialisierten tropischen Planktonarten, die mit Vitamin D ihre Gene vor der intensiven UV-Strahlung der Tropensonne schützen. Denn sowohl Nukleinsäuren als auch Vitamin D liegen auf der molekularen Resonanzfrequenz der UVB-Strahlung.

Vitamin D gelangt mit dem Plankton durch Meeresströmungen (Golfstrom) oder durch Wanderung der Fische in unsere Breiten. Der Vitamin-D-Gehalt von Meeresfisch ist deshalb auch vom Fangort abhängig. Süßwasserfisch enthält meist kein Vitamin D. Überschätzt wird auch der Vitamin-D-Gehalt von Fischen aus Aquafarmen, die oft nur wenig Vitamin D über ihr Futter aufnehmen.

Beim Grillen und Braten wird die Hälfte des Vitamin D zerstört, mitunter gehen sogar bis zu 95 Prozent verloren. Mit gebratenem Fisch kann somit nicht der Bedarf gedeckt werden, selbst wenn er kiloweise gegessen wird. Der Verzehr rohen Fischs birgt das Risiko, sich mit Fadenwürmern und anderen Parasiten zu infizieren.

Vitamin D	Gehalt Einheiten / 100 g	Vitamin D	Gehalt Einheiten / 100 g
Muttermilch	0,5–5	Hering	1080
Milch (3,5 % Fett)	2–5	Lachs	640–880
Joghurt (3,5 % Fett)	2–3	Aal	840
Quark (40 % Fett)	8	Sardine	400
Butter	10–50	Forelle	280
Sahne	45	Thunfisch	240
Edamer Käse	12	Kabeljau	40
Emmentaler Käse	45	Makrele	40
Gorgonzola	40	Lebertran	12 000
Avocado	140–200	Rinderleber	68
Champignon	80	Schweineleber	40
Hühnerei	50–120	Margarine	10–40

Der Vitamin-D-Gehalt einiger Nahrungsmittel.

Der Vitamin-D-Gehalt von Milch, Eiern und Fleisch hängt davon ab, wieviel Vitamin D die Tiere in der Sonne bilden konnten und mit dem Futter aufgenommen haben. Bei Tierhaltung im Stall ist keine Vitamin-D-Synthese möglich. Dem Tierfutter werden meist 50 bis 100 Einheiten Vitamin D pro 100 Gramm zugesetzt.

Weil beim Braten 50 bis 95 Prozent des Vitamin D zerstört werden, sind bei gebratenen Nahrungsmitteln die angegebenen Werte entsprechend zu verringern.

Der geringe Vitamin-D-Gehalt in der Muttermilch liegt daran, daß die meisten stillenden Mütter unter einem starken Vitamin-D-Mangel leiden, stets ohne es zu ahnen. Für eine ausreichende Versorgung des Säuglings braucht die Mutter etwa 6400 Einheiten täglich.

Die Avocado ist eine gute Vitamin-D-Quelle, aber auch mit ihr kann allenfalls ein kleiner Teil des Bedarfs gedeckt werden.

Fische sind oft auch stark mit Umweltgiften belastet, weshalb regelmäßiger und reichlicher Fischverzehr nicht ratsam ist. Belastet ist ebenfalls Lebertran, ein Öl, das aus der Leber von Kabeljau (Dorsch) und Schellfisch gewonnen wird.

Der Vitamin-D-Gehalt von Lebertran ist zwar hoch, leider aber auch der von Vitamin A. Um einen optimalen Vitamin-D-Spiegel zu erreichen und zu erhalten, wären größere Mengen erforderlich, die aber bald zu einer Vitamin-A-Vergiftung führen. Deshalb ist Lebertran nicht geeignet, den Vitamin-D-Bedarf zu decken. Früher, als man noch keine Präparate hatte, war dies zur Rachitisverhütung akzeptabel.

Außerdem schmeckt Lebertran widerlich. Der Geschmack rührt von den ranzigen Fetten her, die infolge der Oxidation der hochungesättigten Fettsäuren beim Pressen und bei der Lagerung entstehen. Dadurch ist das Öl nicht nur ungenießbar, sondern auch toxisch – ein weiterer Grund, Lebertran durch Vitamin-D-Kapseln zu ersetzen.

Der Vitamin-D-Gehalt von Milch, Käse und Butter ist gering und hängt davon ab, ob die Milchkühe auf der Weide leben und bei Sonne Vitamin D bilden. Gerade im Winter, wenn der Vitamin-D-Bedarf hoch ist, enthalten Milch und Molkereierzeugnisse nur Spuren an Vitamin D und leisten damit praktisch keinen Beitrag zur Versorgung.

Margarine enthält nur minimale Vitamin-D-Zusätze, so daß selbst bei übermäßigem Verzehr kein Beitrag zur Bedarfsdekkung zustande kommt. Ebenso irreführend ist die Werbung für Joghurt wegen Vitamin D, denn die Mengen sind bei allen Sorten bedeutungslos.

Richtiges Sonnenbaden mit hohem Vitamin-D-Gewinn

Um einen hohen Vitamin-D-Gewinn beim Sonnenbaden zu erzielen und die Haut nicht durch eine Überdosis an UV-Strahlung zu schädigen, sind die folgenden Grundsätze zu beachten:

- Die Besonnung einer großen Hautfläche, am besten des ganzen Körpers von beiden Seiten.
- Die Sonnenstrahlung sollte möglichst senkrecht auf die Haut treffen: Maximierung des UVB-Strahlungsertrages.
- Zu bevorzugen ist die Mittagszeit bei Sonnenhöchststand (maßgebend ist die solare Mittagszeit, die vom Standort abhängig ist; auch die Zeitverschiebung auf 13 Uhr bei Sommerzeit ist zu beachten). Je höher der Sonnenstand, desto höher die UVB-Strahlungsintensität und desto höher der Vitamin-D-Gewinn. – Ein hoher Sonnenstand von über 45° verspricht die reichliche Bildung von Vitamin D.
- Jeden Sonnentag mittags zu einem Sonnenbad nutzen, auch wenn es nur wenige Minuten sind.
- Ideal sind die Sonnentage mit strahlendblauem Himmel. Denn bei klarer Luft ist die UVB-Strahlung am intensivsten.
- In der Wohnung nur am geöffneten Fenster sonnen. Fensterglas läßt keine UVB-Strahlung durch. Sonnenbrand durch UVA-Strahlung ist dennoch möglich.
- Jedes Übermaß vermeiden. Die ersten Minuten beim Sonnenbaden sind die wertvollsten. Mit jeder weiteren Minute wird etwas weniger Vitamin D gebildet, weil die

UV-Strahlung einen Teil des Vitamin D wieder zerstört. Nach einiger Zeit ist ein Gleichgewichtszustand erreicht und es kann kein weiteres Vitamin D mehr gebildet werden. Langes Sonnenbaden ist somit sinnlos und schädigt nur die Haut. – Selbst bei gebräunter Haut läßt sich unter guten Strahlungsverhältnissen schon in einer halben Stunde, jeweils 15 Minuten in Bauch- und Rückenlage, ein hoher Vitamin-D-Gewinn erzielen.

Bei intensiver UV-Strahlung (mittags am Strand des Mittelmeeres und strahlend blauem Himmel) ist es ratsam, der Zifferblatt-Regel zu folgen, vor allem bei noch nicht an die Sonnenstrahlung angepaßter Haut:

Hauttyp 1: je 5 Minuten in Bauch- und Rückenlage.
Hauttyp 2: je 10 Minuten.
Hauttyp 3: je 15 Minuten.
Hauttyp 4: je 20 Minuten usw.

In Deutschland kann die ideale Dauer des Sonnenbades im Hochsommer um 5 Minuten verlängert werden, beim Sonnen am Vor- oder Nachmittag ist die Zeit zu verdoppeln, ebenso beim Sonnen im Frühjahr oder Spätsommer, höchstens jedoch das Dreifache der genannten Kernzeit (www.vitamindelta.de/sonnendauer.html).

- Die Haut allmählich der Sonne anpassen. Diese sollte höchstens der halben Sonnenbrandzeit ausgesetzt werden. Das ist die Zeitspanne, nach der sich die Haut zu röten beginnt. – Durch Pigmentierung und Verdickung der Hornhaut kann der hauteigene Lichtschutzfaktor bis auf 40 gesteigert werden (gilt für Hauttyp 3 und 4).
- Bei Ernährung mit viel Obst und Gemüse erträgt die Haut die UV-Strahlung besser (vor allem durch Karotin, Karotinoide, Vitamin C und E sowie andere Antioxidantien).

Durch gesunde Ernährung und Anpassung an die Sonne läßt sich ein guter hauteigener Lichtschutz erreichen, so daß es beim wohldosierten Sonnenbaden und im Alltag keiner Sonnenschutzmittel bedarf.

- Eine hinreichend hohe Vitamin-D-Konzentration in der Haut sollte sichergestellt sein, notfalls mit Hilfe von Präparaten. Viele Sonnenallergien ließen sich dadurch beenden.
- Keine Sonnenschutzmittel zu Beginn der Bestrahlung verwenden. Diese blockieren die UVB-Strahlung und verhindern die Vitamin-D-Bildung nahezu vollständig.
- Kann man der Sonne nicht ausweichen, ist die Haut mit Kleidern zu schützen. Nur die unbedeckten Stellen wie Gesicht und Hände sollten bei Bedarf eingecremt werden. Zu bevorzugen ist Creme mit mineralischem UV-Schutz.

Eine Schädigung durch die Sonne wird abhängig von der Lebenszeitdosis hauptsächlich durch die tief in die Haut eindringende UVA-Strahlung bewirkt. Das Bestrahlungsoptimum besteht also darin, die Haut des ganzen Körpers gleichmäßig der erforderlichen UVB-Strahlungsdosis auszusetzen und dabei die UVA-Strahlungsdosis in akzeptablen Grenzen zu halten. Die Besonnung sollte man deshalb auf möglichst viele Tage mit Mittagssonne verteilen.

Erreicht wird ein hohes UVB-UVA-Verhältnis durch:

- Hohen Sonnenstand (über 45°).
- Klare Luft (strahlendblauer Himmel) – ohne Bewölkung, atmosphärische Trübung (Dunst), Staub und Luftschadstoffe.
- Verzicht auf Sonnenschutzmittel (Reduktion der UVB-Strahlung auf wenige Prozent, je nach Lichtschutzfaktor, verwendeter Menge und wiederholtem Eincremen).

- Nicht hinter Fensterglas sonnen. Glas filtert die UVB-Strahlung vollständig aus.
- Beim Sonnen am besten hinlegen. Der stehende Mensch ist einer erhöhten UVA-Strahlung durch Reflexion ausgesetzt. Die UVB-Strahlung wird kaum reflektiert, sondern weitgehend absorbiert. Kritisch sind die Strahlungsverhältnisse bei Schnee und Eis im Hochgebirge (bei Gletscher- und Skitouren), auf dem Wasser (beim Segeln und Paddeln) sowie bei hellem Sand und Beton. Deshalb sind Strand, Balkon und Terrasse zum Sonnen weniger zu empfehlen. Am Strand wird die reflektierte UVA-Strahlung minimiert, indem man sich flach auf den Sand legt. – Ideal hingegen ist die grüne Natur, weil das Chlorophyll der Blätter die UVA-Strahlung absorbiert (nur das grüne sichtbare Licht wird reflektiert). Beim Sonnenbaden im Garten ist man also nur der direkten UV-Strahlung mit hohem UVB-Anteil ausgesetzt, was optimal für die Haut ist.
- Sonnenbänke mit intensiver UVA-Strahlung und minimaler UVB-Strahlung sollten nicht genutzt werden. Nur zertifizierte Geräte mit einem UVB-Strahlungsanteil sind akzeptabel, der dem der hochstehenden Mittagssonne oder der Tropensonne entspricht.

Wer diese Grundsätze beachtet, gewinnt viel Vitamin D durch UVB-Strahlung und verringert die Belastung seiner Haut durch UVA-Strahlung, wodurch sich die UV-bedingte Hautalterung in Grenzen hält.

Das Gesicht sollte beim Sonnenbaden entlastet werden, zumal es ohnehin der meisten UV-Strahlung ausgesetzt ist. Die durch zu viel UVA-Strahlung vorzeitig gealterte Gesichtshaut kann man nicht verbergen. Deshalb empfiehlt es sich, mehr den Rücken zu sonnen und das Gesicht von der Sonne abzuwenden oder es mit einem Hut vor übermäßiger Bestrahlung zu schützen.

Auf diese Weise, wenn wirklich jeder Sonnentag mittags zum Sonnenbaden genutzt wird, läßt sich auch hierzulande vom Frühling bis zum Herbst durchaus ein optimaler Vitamin-D-Spiegel aufrechterhalten. Und wenn die kalte und dunkle Jahreszeit beginnt, behilft man sich mit Vitamin-D-Präparaten, um ganzjährig von dessen Schutzwirkung zu profitieren.

Bedenken gegen Vitamin D

Bedenken gegen die Behandlung eines Vitamin-D-Mangels entstehen oft, wenn der Patient bereits chronisch krank ist und voller Sorge den Beipackzettel liest. Insbesondere in Beipackzetteln älteren Datums geht es nicht um die statistische Beschreibung tatsächlicher Risiken, sondern um die Abwehr möglicher Forderungen an den Hersteller.

Wiederkehrende Fragen aus der Praxis werden hier kurz beantwortet, da eine vollständige wissenschaftliche Diskussion den Rahmen sprengen würde. Über die frei zugängliche Internetseite www.pubmed.gov kann mit den hier genannten Schlüsselworten der aktuelle Stand der wissenschaftlichen Diskussion auf Englisch abgerufen werden.

Unverträglichkeitsreaktionen sind äußerst selten, vermutlich aufgrund einer Allergie gegenüber Erdnußöl, das als Trägersubstanz in den Kapseln *Dekristol 20 000®* enthalten ist. In diesem Fall ist ein anderes Präparat zu nehmen.

Vitamin-D-Kapseln sind besser als Injektionen

Die einmalige Einnahme von 100 000 Einheiten führt mit einer Verzögerung von etwa fünf Tagen zum Gipfelpunkt des Vitamin-D-Spiegels (PMID: 18326608), eine höhere Dosis noch später zum Höchstwert. Kontrollmessungen sollten also frühestens nach einer Woche, bei höheren Dosierungen erst nach einem Monat erfolgen.

Bei Injektion in die Muskulatur wird Vitamin D nur langsam mit einer Verzögerung von Wochen und Monaten freigesetzt und im Organismus verteilt (PMID 18492750). Ist die Kontrolle des Wirkspiegels gewünscht, sollte diese frühestens nach einem Monat erfolgen, um Fehlinterpretationen zu vermeiden.

Calciumpräparate

Soll man zusätzlich Calcium einnehmen? – Auch wenn in der langen Zeit des Vitamin-D-Mangels Calcium als hilfreich erlebt wurde, so soll man die Aufnahme von Calcium nach der Normalisierung des Vitamin-D-Spiegels der Regulation des Körpers überlassen. Die dauerhafte Fortsetzung der Calciumeinnahme ist mit gesundheitlichen Risiken verbunden und unterdrückt die Vitamin-D-Aktivierung.

Pubmed.gov: vitamin d calcium adverse

Embryonalzeit

Darf eine Frau während der Schwangerschaft Vitamin D einnehmen? – Versuche mit Hühnern haben gezeigt, daß es ohne Vitamin D in der Nahrung zu schwerwiegenden Mißbildungen und Absterben der Embryonen kommt. Umgekehrt verschwinden diese Schäden bei Vitamin-D-Gabe (PMID: 5401066). Deshalb ist Vitamin D als Schutzfaktor für Embryonen anzusehen.

Pubmed.gov: vitamin d teratogenicity

Schwangerschaft

Kann die Einnahme von Vitamin D den Ablauf der Schwangerschaft stören? – Die Studie von Bruce Hollis hat gezeigt, daß eine tägliche Gabe von Vitamin D in der Schwangerschaft alle typischen Risiken absenkt. Es kommt zu weniger Schnittentbindungen, weniger Komplikationen, sofern Frauen 6400 Einheiten täglich bekommen.

Pubmed.gov: vitamin d pregnancy Hollis B

Stillzeit

Wie wirkt sich die Einnahme von Vitamin D auf den gestillten Säugling aus? – Bruce Hollis zeigte, daß erst ab einer Dosis von 6400 Einheiten die Muttermilch genug Vitamin D für den Säugling enthält. Dies ist ein zusätzlicher Schutz für die Entwicklung des Kindes.

Pubmed.gov: vitamin d lactation

Kindheit

Was ist bei Kindern zu beachten? – Kinder haben eine dünnere Haut und können deshalb von April bis September recht schnell Vitamin D bilden. Kann kein optimaler Vitamin-D-Spiegel mit Hilfe der Sonne erreicht werden, sollten Präparate verabreicht werden. Kapseln sind allerdings ungünstig, weil diese vor allem bei kleinen Kindern in die Luftröhre gelangen können. Deshalb sollten ölige Vitamin-D-Präparate gewählt und mit dem Essen zugeführt werden. Verfehlt wäre es, die öligen Präparate in ein Glas Wasser zu träufeln, weil das Öl an der Glaswand anhaftet.

Die Gabe von 200 000 Einheiten war viele Jahre die Standardbehandlung für Neugeborene.

Pubmed.gov: vitamin d children supplementation

Ältere Menschen

Was ist ab einem Alter von 60 Jahren zu beachten? – Eine Dosis von 100 000 Einheiten, alle vier Monate gegeben, vermindert die Zahl von Knochenbrüchen. Innerhalb von drei Jahren erleiden nur 6 statt 8 Prozent der Patienten eine Fraktur (PMID: 12609940).

Allerdings ist es ungünstig, einmalig hohe Vitamin-D-Dosen zu verabreichen und danach kein Vitamin D mehr zuzuführen, weil der Vitamin-D-Spiegel dann wieder abfällt. Niedrige Werte behindern vermutlich die motorischen Nervenzellen in ihrer Funktion (W. STUMPF), was zu Lasten des Koordinationsvermögens der Muskulatur geht. So erhöht sich die Frakturrate, wenn alle vier Monate 300 000 Einheiten eingenommen werden. Noch stärker ausgeprägt ist das Auf und Ab bei einmaliger Zufuhr von 500 000 Einheiten pro Jahr (PMID: 17998225 und 20460620). – Um dies zu vermeiden, sollte man nicht nur den optimalen Vitamin-D-Spiegel erreichen (Anfangstherapie), sondern auch mit einer konstanten Zufuhr erhalten (Erhaltungstherapie). Minidosierungen sind ebenso wirkungslos wie Megadosierungen alle paar Monate oder sogar nur einmal jährlich.

Diabetes

Womit ist beim Diabetiker zu rechnen? – Die Anwendung von Vitamin D verbessert die Insulinfunktionen. In der Schwangerschaft vermindert Vitamin D das Risiko von Diabetes. Bei Kindern sinkt das Risiko, Typ-I-Diabetes zu entwickeln, dramatisch ab. Sogar Remissionen eines beginnenden Typ-I-Diabetes wurden schon beobachtet.

Pubmed.gov: vitamin d diabetes mellitus

Lungenkrankheiten

Dürfen Menschen mit schlechter Lungenfunktion mit Vitamin D behandelt werden? – Es gibt zahlreiche Hinweise auf die besondere Schutzfunktion von Vitamin D bei Lungenkranken und COPD (*Chronic Obstruktive Pulmonale Disease* – herabgesetzte Lungenfunktion; PMID: 21419281). Vitamin D kann deshalb gerade bei solchen Fällen empfohlen werden.

Pubmed.gov: Vitamin D COPD

Verkalkung der Blutgefäße

Gibt es Gefahren bei Einnahme von Vitamin-D-Präparaten und bestehender Verkalkung der Blutgefäße? – Es ist mit der Hemmung arteriosklerotischer Prozesse zu rechnen.

Pubmed.gov: vitamin d arteriosclerosis

Hypercalcämie

Wie ist auf einen erhöhten Calciumwert im Blut von über 2,60 mmol/l vor oder während der Behandlung zu reagieren?

Aufgrund der Unterversorgung mit Vitamin D in Deutschland ist die Verteilungskurve der Calciumwerte im Blut auf ein niedriges Niveau verschoben. In sonnenreicheren Ländern ist dies anders. Dort werden 2,75 bis 3,00 mmol/l als obere Grenzwerte angesehen (PMID: 20398761).

Eine echte Hypercalcämie mit Werten über 3,00 mmol/l ist auch bei langfristigen Behandlungen mit Vitamin D nicht zu verzeichnen. Werte darunter sind als unschädlich zu erachten. – Pubmed.gov: vitamin d hypercalcaemia mmol/l

Thrombosegefahr

Steigt die Thrombosegefahr bei Einnahme von Vitamin-D-Präparaten? – Nein, wahrscheinlich sinken die Risiken für eine Thrombose, wenn der Vitamin-D-Spiegel ein optimales Niveau erreicht (PMID: 20886515).

Herzerkrankungen

Dürfen Menschen mit schlechter Herzmuskelfunktion behandelt werden? – Es gibt zahlreiche Hinweise auf die besondere Schutzfunktion von Vitamin D bei Herzkranken. Es muß empfohlen werden, weil sich die Sterblichkeit dadurch vermindert (PMID: 18635847).

Pubmed.gov: vitamin d heart failure

Demenz

Was geschieht bei dementen Patienten? – Der Einfluß ist günstig. – Pubmed.gov: vitamin d dementia

Nierensteine

Steigt das Risiko für Nierensteine durch Vitamin-D-Präparate? – Nein, Studien mit über 100 000 Teilnehmern haben die Gefahrlosigkeit gezeigt (PMID: 20486209).

Nierenschwäche

Dürfen Menschen mit schlechter Nierenfunktion behandelt werden? – Es gibt viele Hinweise auf eine besondere Schutzfunktion des Vitamin D bei Nierenkranken. Es sollte daher empfohlen werden.

Pubmed.gov: vitamin d chronic kidney disease

Übersteigerte Parathormon-Ausschüttung

Kann es zu einem krankhaften Anstieg des Calciums im Blut kommen? – Die Studie von JR Tucci hat gezeigt, daß trotz einer überschießenden Aktivität von Parathormon die befürchtete Hypercalciämie nach hochdosierter Vitamin-D-Einnahme nicht eintrat. Im Gegenteil konnte sich der primäre und sekundäre Hyper-Parathyreoidismus stets unter Vitamin D normalisieren (PMID: 19383807 und 2152424).

Sarkoidose

Was passiert, wenn jemand mit einer unerkannten Sarkoidose Vitamin D erhält? – Unter Vitamin-D-Gabe ist eine Hypercalciämie bei einer aktiven Sarkoidose nicht auszuschließen. Bei einer einschleichenden Dosierung von Vitamin D kann jedoch eine lange bestehende Sarkoidose unerwartet ausheilen. Vermutlich benötigt der Körper Vitamin D zur Kontrolle fehlerhafter Zellen. (von Helden: *Anticancer Research, Vitamin D Symposium*. Mai 2011, Kongreß in Bad Homburg.)

Tageszeitlicher Rhythmus der Vitamin-D-Aktivierung

Die Umwandlung des gespeicherten Vitamin D in seine aktive Form steigt morgens entsprechend der körperlichen Aktivität an, erreicht mittags ihr Tagesmaximum, fällt mit der Mittagsruhe leicht ab, nimmt am Nachmittag erneut zu, geht am Feierabend wieder etwas zurück und fällt am späten Abend stark ab. Nach Mitternacht bis zum Aufstehen am nächsten Morgen erreicht die Konzentration an aktivem Vitamin D ihren Tiefstwert (PMID: 11980618).

Anhang: Hausärztliche Beobachtungen
Praxis Dr. Raimund von Helden

Rasche Besserung der Vegetativen Dystonie durch Vitamin D

Hintergrund: Viele alltägliche Symptome können trotz aufwendiger Untersuchung oft nicht erklärt werden: Kraftlosigkeit, Schlappheit, chronische Müdigkeit, schnelle Erschöpfung, Kreislaufbeschwerden, Schlafstörungen, Beinschmerzen, Wadenkrämpfe, Muskelzucken, Lidzukken, Kopfschmerzen, Fußschmerzen und Rückenschmerzen. Wenn keine organische Ursache für diese Beschwerden gefunden wird, lautet die Diagnose häufig „Vegetative Dystonie", also die Fehlfunktion des Nervensystems. Die Bezeichnung vegetativ bedeutet, daß dieser Teil des Nervensystems ohne Einfluß des Willens arbeitet. Dies kennen wir zum Beispiel von Blutdruck, Herzschlag und Atemfrequenz. Eine Störung des vegetativen Nervensystems kann, so die Überlegung, durch Calciummangel bedingt sein und dieser wiederum seine tiefere Ursache in einem Vitamin-D-Mangel haben.

So entstand die Idee zu prüfen, inwieweit bei Patienten mit behandlungsbedürftigem Vitamin-D-Mangel und Vegetativer Dystonie eine Besserung mit Anhebung des Vitamin-D-Spiegels eintritt.

Patienten: 228 Patienten im Alter von 13 bis 87 Jahren hatten einen Vitamin-D-Mangel. Sie erhielten eine Anfangsdosis, um den Vitamin-D-Spiegel auf etwa 40 bis 60 ng/ml anzuheben, und danach eine Erhaltungsdosis.

Methode: Die Vitamin-D-Dosis für die Anfangs- und Erhaltungstherapie wurde nach den Regeln berechnet, wie sie ab Seite 72 beschrieben sind.

Die Dosis für die Anfangstherapie wurde in mehrere Tagesportionen von 100 000 Einheiten aufgeteilt. Danach wurde eine Erhaltungsdosis von mindestens 20 000 Einheiten pro Woche verordnet. Die Patienten wurden gebeten, auf einem Fragebogen den persönlichen Eindruck über den Nutzen der Behandlung mit Null (keine Besserung) bis fünf Sternen (voller Heilerfolg) zu bewerten:

Ergebnisse: Die innerhalb der ersten sieben Tage durchgeführten Bewertungen ergaben zu 78 Prozent positive Resultate, 45 Prozent der Patienten beurteilten die Vitamin-D-Therapie sogar mit vier oder fünf Sternen (siehe Übersicht auf der folgenden Seite).

Schlußfolgerung: Mit den Beobachtungen im Rahmen dieser Studie wurde die Hypothese bestätigt, daß Mangel an Vitamin D eine häufige und wesentliche Ursache der Vegetativen Dystonie ist. Etwa vier Fünftel der Patienten profitieren von der Anhebung des Vitamin-D-Spiegels. Die Behandlungserfolge stellen sich meist recht schnell ein. Risiken waren nicht zu verzeichnen.

Angesichts der Häufigkeit des Vitamin-D-Mangels in Deutschland und der weiten Verbreitung chronisch-vegetativer Symptome verspricht die richtig durchgeführte Vitamin-D-Therapie einen hohen Nutzen bei geringen Kosten, fehlenden Risiken und hohem präventivem Zusatznutzen. Die Vitamin-D-Therapie sollte deshalb bei Vegetativer Dystonie stets erwogen werden.

Beurteilung von 228 Patienten nach durchschnittlich 17 Tagen

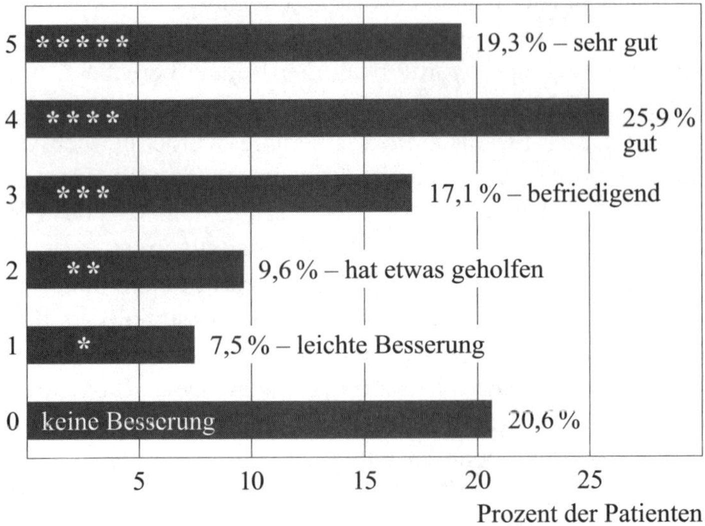

Beurteilung von 228 Patienten mit Vegetativer Dystonie über den Nutzen der Vitamin-D-Therapie (mehr dazu unter www.vitaminDelta.de/studie.html).

Die knappe Hälfte der Patienten (45 Prozent) beurteilt die Therapie mit „gut“ bis „sehr gut“. Nahezu zwei Drittel (62 Prozent) kommen zum Urteil: „zufriedenstellende Besserung“ bis „sehr gut“. Diese Besserungen erwiesen sich als anhaltend.

Nur bei 20 Prozent der Patienten war keine Besserung zu verzeichnen. Über eine Verschlechterung des Befindens klagte niemand. Das ist auch nicht verwunderlich, weil Vitamin D lebensnotwendig und ungiftig ist.

Ergänzung zur 18. Auflage

Dr. med. Raimund von Helden, Thomas Klein

Zur Versorgung mit Vitamin D, K_1 und K_2, mit Magnesium, Calcium und Phosphat

Voraussetzung für eine gute Gesundheit ist ein optimaler Vitamin-D-Spiegel. Doch Vitamin D allein genügt nicht. Eine gute Versorgung mit anderen Nährstoffen ist ebenfalls notwendig.

Besonders wichtig ist die *optimale und ausgewogene* Zufuhr von Magnesium, Calcium und Phosphat. Diese drei Mineralstoffe stehen in einem engen Verhältnis zu Vitamin D: Ein Defizit an Magnesium *oder* Calcium stimuliert die Aktivierung von Vitamin D *in den Nieren.* Aktives Vitamin D wiederum steigert die aktive Aufnahme von Magnesium *und* Calcium im Dünndarm und vermindert deren Ausscheidung über die Nieren. Aktives Vitamin D steigert zudem die Ausscheidung von Phosphat.

Es muß somit ein empfindliches Gleichgewicht gewahrt bleiben. An keinem der drei Mineralstoffe darf zu viel oder zu wenig zugeführt werden. Doch bei vielen Menschen ist das Gleichgewicht gestört: Ein Mangel an Magnesium kommt häufig vor, ebenso die Überlastung mit Calcium und Phosphat. – Die Folge: Die Calcium- und Phosphatüberlastung beschleunigt die Alterung, oft in dramatischer Weise, selbst wenn die Normwerte im Blutserum eingehalten werden. Unter anderem wird die Verkalkung der weichen

Gewebe gefördert, die Verkalkung der Arterienwände und des Bindegewebes, etwa in den Nieren, wodurch mit zunehmendem Alter die Nierenfunktion nachläßt und sich schließlich der gesundheitliche Verfall beschleunigt.

Die Gefahr droht also nicht von der Speicherform des Vitamin D (ablesbar am Vitamin-D-Spiegel), sondern von der übermäßigen Zufuhr von Calcium oder Phosphat. Bei reichlichem Verzehr von Milchprodukten kann schon die passive Aufnahme von Calcium zu einer Überlastung führen. Kommt noch ein Magnesiummangel hinzu, so wird vermehrt Vitamin D aktiviert, welches die aktive Aufnahme von Calcium weiter steigert, dessen Ausscheidung hemmt und dadurch die Überlastung mit Calcium verschlimmert.

Viele Menschen ernähren sich morgens calciumfrei, abends hingegen essen sie reichlich Käse und überlasten sich dabei mit Calcium. Phasen des Mangels wechseln mit Phasen der Überlastung. Bei Mangel wird der Knochenabbau forciert, um das benötigte Calcium aus den Knochen zu holen, während bei calciumreichen Mahlzeiten eine Überlastung droht. Bei vielen älteren Menschen läßt sich fortgeschrittener Knochenschwund feststellen und zugleich die Verkalkung der Arterienwände, beides die Folge einer paradoxen Störung des Calciumstoffwechsels.

Überlastung mit Calcium

Große Mengen an Calcium werden zugeführt über Präparate und Milchprodukte, über Milch, Käse, Quark, Joghurt und Kefir. – Butter ist in dieser Hinsicht unbedenklich, weil sie kein Calcium enthält.

Wir benötigen nicht viel Calcium, keineswegs 1000 bis 1500 mg täglich, wie oft empfohlen. Nur das Defizit ist auszugleichen und die Verluste sind zu ersetzen. Das muß unverzüglich geschehen, ansonsten würde vermehrt Parathormon freigesetzt und der Knochenabbau beschleunigt. Damit würde mehr Vitamin D aktiviert und verbraucht. Um das zu vermeiden, sollte möglichst jede Mahlzeit Calcium enthalten, aber auch nicht zu viel, um eine Überlastung zu vermeiden. Das wird am sichersten erreicht mit Obst oder Gemüse, die außerdem eine gute Quelle für Magnesium sind. Calcium und Magnesium in Obst und Gemüse werden gut bis sehr gut aufgenommen, zumindest bei gesunder Darmschleimhaut und guter Verdauung.

Überlastung mit Phosphat

Die größte Gefahr für das Mineralstoff-Gleichgewicht droht von Phosphatzusätzen. Denn freies Phosphat wird größtenteils aufgenommen. Enthalten sind Phosphatzusätze in Schmelzkäse (als Schmelzsalz zwecks besserer Streichfähigkeit), in Cola und Süßgetränken (als Phosphorsäure), häufig auch in Wurst (Streichwurst, Bratwurst, Weißwurst, Bockwurst, Schinkenwurst), in Brotaufstrich, Backpulver, Bäckerhefe, Fertigsuppen und Soßen.

Selbst ohne Phosphatzusätze wird viel Phosphat über Milchprodukte zugeführt. Spitzenwerte erreicht Hartkäse mit 1500 bis 2400 mg Phosphat pro 100 Gramm. Zum Vergleich andere phosphatreiche Nahrung: Weichkäse (700 bis 1100 mg), Quark (580 mg), Milch (285 bis 300 mg), Fleisch (400 bis 650 mg), Eier (660 mg) und Fisch (600 bis 830 mg).

Ein Liter Milch bringt es somit auf 3000 mg Phosphat, eine gewaltige Menge, auch wenn das reichlich enthaltene Calcium die Phosphataufnahme vermindert. Dennoch ist Milch eine Calcium- und Phosphatbombe ohnegleichen, als Nahrung geeignet für Kälber, die schnell ihr Skelett aufbauen, denn die mineralisierte Knochenmasse besteht aus Calciumphosphat. Kuhmilch ist erwachsenen Menschen nicht zu empfehlen, zumindest nicht in größeren Mengen, weil dies zu einer Calcium- und Phosphatüberlastung führt. Man beachte den hohen Calcium- und Phosphatgehalt von Kuhmilch gegenüber Muttermilch. Obwohl auch der Säugling schnell wächst und schnell Knochenmasse aufbaut, bekommt er weniger Calcium und Phosphat, als das bei Kälbern der Fall ist. – Muß einem Säugling Kuhmilch gegeben werden, so empfiehlt sich die Verdünnung mit Wasser.

	Kuhmilch [mg/100 g]	Muttermilch [mg/100 g]	Verhältnis
Calcium	120	30	4:1
Phosphat	285	45	6:1

Calcium- und Phosphatgehalt von Kuh- und Muttermilch.

Anmerkung: In manchen Tabellen wird der Gehalt an Phosphor angegeben (31 g/mol), nicht zu verwechseln mit Phosphat PO_4^{3-} (95 g/mol).

Beschleunigte Alterung bei Calcium- und Phosphatüberlastung

Eine erhöhte Sterberate ergab sich bei einer großen Studie in Schweden mit 61 433 Frauen (zu Studienbeginn 39 bis 74 Jahre alt, Beobachtungsdauer 20 Jahre). Frauen, die täglich drei Gläser Milch und mehr tranken, hatten eine um 93 Prozent höhere Sterberate gegenüber Frauen, die keine Milch tranken (MICHAËLSSON 2014).

Die Auswertung der gleichen Studie ein Jahr zuvor erbrachte ebenfalls aufschlußreiche Erkenntnisse: Bei Frauen mit einer Calciumzufuhr von mehr als 1400 mg täglich war das Risiko für einen tödlichen Herzinfarkt um 40 Prozent erhöht. Das Risiko durch Tod aufgrund unzureichender Durchblutung des Herzmuskels (ischämische Herzkrankheit) war sogar mehr als verdoppelt (auf 214 Prozent). Frauen, die sich täglich mehr als 1400 mg Calcium mit der Nahrung zuführten und außerdem noch Calciumpräparate einnahmen, hatten eine zweieinhalbfach höhere Sterberate (257 Prozent) gegenüber jenen mit moderater Calciumzufuhr (MICHAËLSSON 2013). Da sich in der zweiten Lebenshälfte die Sterberate etwa alle acht Jahre verdoppelt, entspricht das einer um elf Jahre verminderten Lebensdauer. – Dabei waren diese Frauen lediglich den üblichen Ernährungsempfehlungen gefolgt (täglich mindestens 1000 bis 1500 mg Calcium), und hatten auf Anraten ihrer Ärzte zusätzlich Calciumpräparate eingenommen. Zur Einordnung dieser Studie: Die Einnahme von Calciumpräparaten in Kombination mit einer calciumreichen Ernährung hat damit den gleichen lebensverkürzenden Effekt wie starkes Rauchen. Trotzdem wird überall die reichliche Calciumzufuhr empfohlen.

Viele Studien bestätigen: Calcium- und Phosphatüberlastung beschleunigen die Alterung und verkürzen das Leben. Demgegenüber verbessert die Versorgung mit Vitamin D und Magnesium die Gesundheit und erhöht die Lebenserwartung.

Die schwierige Bestimmung des Magnesiumstatus

Ein niedriger Magnesiumspiegel im Blutserum stimuliert die Ausschüttung von Parathormon, das den Knochenabbau forciert. Um das zu vermeiden, ist ein Serumspiegel von über 0,85 mmol/l wünschenswert. Serumwerte im unteren Normbereich sind verdächtig, weil das oft mit einem zellulären Magnesiummangel verbunden ist. Deshalb ist der Serumwert ein trügerischer Indikator.

Bei Serumwerten unter 0,7 mmol/l wird Hypomagnesiämie diagnostiziert, eine recht häufige Elektrolytstörung. Immerhin leiden 10 Prozent der Krankenhauspatienten darunter und 50 Prozent der Patienten auf der Intensivstation (THOMAS 2012, 560). Wird die kritische Schwelle nicht bei 0,7, sondern bei 0,8 oder 0,85 mmol/l festgelegt, dann sind weitaus mehr Patienten betroffen. Entscheidend ist aber stets die Magnesiumversorgung der Zellen.

Mit einem latenten Mangel ist häufig zu rechnen. Möglicherweise sind bis zu drei Viertel der älteren Menschen betroffen: Die Serumwerte scheinen zunächst in Ordnung zu sein, dennoch ist die Magnesiumkonzentration in den Zellen zu niedrig, so daß die von Magnesium abhängigen Enzymsysteme und Stoffwechsel-Reaktionen nur eingeschränkt funktionieren.

Norm- und Zielwerte	[mmol/l]	[mg/l]
Blutserum	0,70 bis 1,05	17,0 bis 25,5
bessere Norm	0,75 bis 1,10	18,0 bis 26,7
Zielwert	0,85 bis 1,10	20,5 bis 26,7
Vollblut	1,20 bis 1,75	29,0 bis 42,5
Erythrozyten	1,95 bis 2,65	47,5 bis 64,5
Zielwert	2,25 bis 2,90	55 bis 70
Mangel	unter 2,25	unter 55

Magnesiumstatus: Norm- und Zielwerte.

Der *Magnesiumspiegel im Blutserum* ist von geringer Aussagekraft. Im *unteren* Normbereich ist ein zellulärer Mangel wahrscheinlich, im *mittleren* Normbereich wenig wahrscheinlich und im *oberen* Normbereich unwahrscheinlich, aber auch nicht ausgeschlossen.

Der *Magnesiumspiegel im Vollblut* hat eine höhere Aussagekraft.

Am aussagekräftigsten ist der *Magnesiumspiegel in den Erythrozyten* (rote Blutzellen). Vor 1963 galten höhere Werte als normal: 50 bis 70 mg/l. Bei einem Wert unter 55 mg/l besteht ein Mangel (Goodman 2014, 132). Anzustreben sind Werte im oberen Normbereich. – Die Erythrozyten haben eine mittlere Lebensdauer von 120 Tagen. Sie nehmen Magnesium während ihrer Entwicklung im Knochenmark auf. Ausgereifte Erythrozyten im Blut können kein Magnesium mehr aufnehmen. Deshalb gibt die Magnesiumkonzentration in den Erythrozyten nur Auskunft über die Versorgung während der vergangenen Monate. Die momentane zelluläre Magnesiumversorgung läßt sich daraus nur eingeschränkt ablesen.

Es sind etwa 400 Enzyme bekannt, die von Magnesium abhängig sind. Magnesium hat dadurch Einfluß auf unzählige Stoffwechselprozesse, direkt und indirekt. Auch die Aktivierung von Vitamin D erfordert Magnesium.

Aktives Vitamin D steigert die aktive Aufnahme von Calcium *und* Magnesium im Darm, und vermindert deren Ausscheidung über die Nieren. Dadurch verbessert Vitamin D die Versorgung mit Calcium und Magnesium. – Kritisch ist die Calciumüberlastung durch Milchprodukte, meist verstärkt durch einen Magnesiummangel. Das Defizit an Magnesium steigert die Aktivierung von Vitamin D, wodurch noch mehr Calcium aktiv aufgenommen wird und sich das Ungleichgewicht verschlimmert. Wird das zum Dauerzustand, so entstehen daraus vielfältige und schwerwiegende Störungen und Erkrankungen. Es ist also nicht damit getan, auf einen optimalen Vitamin-D-Spiegel zu achten. Ebenso wichtig sind eine gute Magnesiumversorgung und die Vermeidung einer Calciumüberlastung.

Doch nur wenige Nahrungsmittel tragen zur Magnesiumversorgung bei: Obst (Magnesium gut verfügbar), Gemüse (sehr gut verfügbar), Hülsenfrüchte und Kakao (schlecht verfügbar durch Bindung an Phytinsäure und Oxalsäure). Die meisten Grundnahrungsmittel enthalten kein Magnesium (Fabrikzucker, Öle und Fette), sehr wenig (Weißbrot, Fleisch, Wurst, Milchprodukte), oder das enthaltene Magnesium ist nicht verfügbar (Getreide, Vollkornbrot). – Bei Obst und Gemüse ist der Magnesiumgehalt abhängig vom Gehalt des Bodens, auf dem die Nahrungspflanzen angebaut worden sind.

Für eine gute Grundversorgung empfiehlt es sich, möglichst zu jeder Mahlzeit ausreichend Obst oder Gemüse zu essen, insgesamt ein bis zwei Kilogramm täglich, davon mindestens die Hälfte Gemüse, sei es als Rohkost oder schonend gedämpftes Gemüse, damit die Magnesiumverluste gering bleiben. Suppen und Eintöpfe haben den Vorteil, daß kein Magnesium verlorengeht. Zudem liefern Obst, Gemüse und Kartoffeln weitere wichtige Nährstoffe.

Mehrmals täglich Obst oder Gemüse bedeutet: Jedesmal werden Calcium und Magnesium zugeführt, und die Defizite aufgrund der Ausscheidung werden umgehend ausgeglichen. Dabei wird nur wenig Vitamin D aktiviert und verbraucht. Folglich schwinden die Speicher nur langsam (Anderson 2010). – Wird hingegen kaum Obst und Gemüse gegessen, so fehlt die regelmäßige Zufuhr von Magnesium und oft auch die von Calcium. Somit wird viel Vitamin D aktiviert und verbraucht.

Fällt der Vitamin-D-Spiegel unter 40 ng/ml, wird die Aktivierung von Vitamin D in den Körperzellen reduziert, wodurch sich ein zellulärer Mangel ergibt. Vitamin D wird aufgespart, um es in Zukunft *in den Nieren* aktivieren zu können zwecks Steigerung der Calcium- und Magnesiumaufnahme im Darm und Verminderung der Ausscheidung über die Nieren. Denn die Regulation des Calcium- und Magnesiumhaushaltes ist lebenswichtig und hat Vorrang vor der Aktivierung in den Körperzellen. Ansonsten droht bei Abfall des Calcium- oder Magnesiumspiegels ein Kollaps (z. B. Herzstillstand).

Doch auch der zelluläre Mangel an Vitamin D hat schwerwiegende Folgen, allerdings langfristig, denn aktives Vitamin D wird in den Zellen gebraucht, um mehr als tausend

Gene zu regulieren und alle Gene zu stabilisieren. Deshalb steigt bei langjährigem Vitamin-D-Mangel das Krebsrisiko stark an. Zur Verhütung von Krebs ist ein Vitamin-D-Spiegel von mehr als 50 ng/ml anzustreben.

Der Einfluß von Vitamin D, Calcium und Magnesium auf die Lebensdauer

Bei Abfall des Calcium- *oder* Magnesiumspiegels im Blutserum wird von den Nebenschilddrüsen vermehrt Parathormon abgesondert. Parathormon hemmt die Ausscheidung von Calcium und Magnesium in den Nieren. Zugleich wird vermehrt Vitamin D in den Nieren aktiviert, damit die Aufnahme von Calcium und Magnesium im Darm gesteigert und die Ausscheidung von Calcium und Magnesium vermindert wird. – Merksatz: Parathormon hält Calcium „parat". – Enthält die Nahrung genug Calcium *und* genug Magnesium (Obst und Gemüse), so fällt der Parathormon-Spiegel wieder ab und es wird weniger Vitamin D aktiviert.

Besteht jedoch längere Zeit Mangel an Calcium *oder* Magnesium, so bleibt der Parathormon-Spiegel erhöht. Hohe Parathormon-Spiegel verraten somit eine unzureichende Versorgung mit Calcium *oder* Magnesium, meist verbunden mit einem Vitamin-D-Mangel, denn bei anhaltendem Mangel an Calcium *oder* Magnesium wird viel Vitamin D aktiviert und verbraucht. Das aktive Vitamin D wird innerhalb von Stunden zu unwirksamen Substanzen abgebaut.

Hohe Parathormon-Spiegel sind mit einem erhöhten Risiko verbunden, vorzeitig zu sterben (Pilz 2010, Yu 2010, Grandi 2011, van Ballegooijen 2013, 2013a, Schier-

BECK 2011, KRITCHEVSKY 2012). Auch der Knochenabbau wird forciert mit der Folge von Knochenschwund und Osteoporose.

Magnesiummangel ist eine Ursache für einen hohen Parathormon-Spiegel. Daher ist auch Magnesiummangel mit einer erhöhten Sterberate verbunden (GUASCH-FERRÉ 2014, ZHANG 2012, REFFELMANN 2011, DENG 2013, RYLANDER 1991, SALEM 1995), ebenso Calciumüberlastung (Seite 119). Gleichfalls verkürzt Vitamin-D-Mangel die Lebensdauer (SCHÖTTKER 2013, ZITTERMANN, VON HELDEN et al. 2009, RICHARDS 2007, VALDES 2007, DOBNIG 2008, MELAMED 2008). – Den größten Nutzen verspricht ein guter Vitamin-D-Spiegel in Kombination mit einer besseren Versorgung an Magnesium und optimaler Zufuhr an Calcium.

Magnesium-Präparate

Es empfiehlt sich die Zufuhr von Magnesium über ein Präparat mit guter Löslichkeit und Aufnahme, zum Beispiel Magnesiumcitrat (WALKER 2003). Zu bevorzugen sind Kapseln, weil sich diese erst im Magen auflösen. Jede Kapsel ist mit viel Wasser einzunehmen (ein bis zwei Gläser), denn Wasser verbessert die Aufnahme des Magnesiums und verdünnt die Zitronensäure.

Magnesiumcitrat ist preiswert: nur 5 Cent pro 100 mg elementares Magnesium (enthalten in einer Kapsel Trimagnesiumdicitrat $Mg_3(C_6H_5O_7)_2$).

Wird Magnesiumcitrat als Pulver mit Wasser eingenommen, so greift die gelöste Zitronensäure den Zahnschmelz an, was langfristig zur Schmelzerosion führt.

Bei der seltenen Unverträglichkeit der Magenschleimhaut gegenüber Zitronensäure ist auf ein anderes Magnesium-Präparat auszuweichen oder mehr Wasser zu trinken.

Die Einnahme ist über den Tag zu verteilen. Die erste Teildosis empfiehlt sich morgens nach dem Aufstehen, die letzte ein oder zwei Stunden vor dem Schlafengehen. Enthält eine Mahlzeit kaum Magnesium, so sollte Magnesiumcitrat ergänzt werden. Hingegen kann man sich bei einer Obst- oder Gemüsemahlzeit das Magnesiumpräparat sparen.

Anzustreben ist eine Grundversorgung mit mindestens 500 mg Magnesium täglich, wovon möglichst viel über die Nahrung zuzuführen ist. Wer sich nur 200 mg Magnesium über Obst und Gemüse zuführt, was die Regel ist, der benötigt zusätzlich 300 mg Magnesium über ein Präparat, also dreimal eine Kapsel mit 100 mg. – Diese reguläre Tagesdosis gilt jedoch nur bei moderater, aber ausreichender Calciumzufuhr *ohne Milchprodukte*. Bei einer Ernährung mit Milch, Käse und Joghurt ist mit der höheren Calciumzufuhr auch die Magnesiumzufuhr zu steigern.

Bei Streß und intensiver körperlicher Belastung wird mehr Magnesium ausgeschieden. Um diese Verluste auszugleichen, ist mehr Magnesium zuzuführen.

Die Überwindung eines langjährigen Magnesiummangels erfordert einige Monate mit guter Magnesiumversorgung bei gleichzeitiger Vermeidung einer Calciumüberlastung, damit sich die Magnesiumkonzentration in den Zellen erhöht.

Viele der in unserem Buch beschriebenen positiven Effekte ergeben sich, weil aktives Vitamin D die Aufnahme von Magnesium im Darm steigert und dessen Ausscheidung über die Nieren vermindert. Einem starken Mangel an Vitamin D folgt eine schlechtere Magnesiumversorgung. Die enge Verwandtschaft der Symptome des Magnesiummangels mit denen des Vitamin-D-Mangels (MANOS-Syndrom) findet hier seine Erklärung. – Doch Magnesium kann Vitamin D nicht ersetzen, und umgekehrt gilt das gleiche.

Die äußere Anwendung von Magnesium

Die äußere Anwendung von Magnesiumsalzen in wäßriger Lösung hat eine lange Tradition, besonders bei Hauterkrankungen, Pilzbefall und Gelenkbeschwerden. Das Salz des Toten Meeres besteht zur Hälfte aus Magnesiumchlorid. Das erklärt die Heilungen beim langen Baden im Toten Meer.

Solche Bäder kann man auch zu Hause mit Magnesiumchlorid durchführen (Vollbad, Fußbad). Wichtig sind eine hohe Magnesiumkonzentration und eine lange Einwirkungszeit (wenigstens eine halbe Stunde lang). Man kann das Magnesiumchlorid auch mit Wasser vermischen, wodurch sich eine ölähnliche Konsistenz ergibt, diese Substanz auf entzündete Hautpartien auftragen und einwirken lassen.

Das richtige Verhältnis von Calcium und Magnesium in der Nahrung

Bei der Zufuhr empfiehlt sich ein ausgeglichenes Verhältnis von Calcium und Magnesium (bezogen auf die Stoffmenge). Die molare Masse von Calcium beträgt 40,1 g/mol und die von Magnesium 24,3 g/mol, ein Verhältnis von ungefähr 2:1. Somit bedarf es der doppelten Zufuhr von Calcium gegenüber Magnesium (in Milligramm).

Ungünstig ist das Calcium/Magnesium-Verhältnis bei Kuhmilch (10:1), Weichkäse (30:1), Emmentaler Käse (25:1), Appenzeller Käse (22:1), Frischkäse (13:1). Emmentaler Käse enthält 1100 mg Calcium pro 100 Gramm und nur 43 mg Magnesium. Wer 100 Gramm Emmentaler ißt, der braucht 500 mg Magnesium extra, damit das Verhältnis stimmt. Dennoch wird von diesem extra zugeführten Magnesium kaum etwas in die Zellen gelangen, weil die Flut von Calcium-Ionen die Ionenkanäle bei der aktiven Aufnahme im Darm beansprucht. Besser wäre es, das Magnesium vor der Käsemahlzeit einzunehmen.

Nicht Vitamin D ist eine Gefahr, wie oft behauptet, sondern die Überlastung mit Calcium und Phosphat über Milchprodukte, über Calciumpräparate und Phosphatzusätze. Magnesiummangel verschlimmert diese Störung.

Eine gute Versorgung mit Calcium *und* Magnesium ist nur zu erreichen über Obst und Gemüse. Einen hohen Wert haben Salat und Grünblattgemüse. Chlorophyll, der grüne Farbstoff der Blätter, enthält Magnesium als zentrales Atom, wodurch das Chlorophyll-Molekül aktiviert wird: Ohne Magnesium gäbe es keine Photosynthese und keine Energiegewinnung, weder pflanzliches noch tierisches Leben.

Die gesundheitsfördernde Wirkung des Citrats

Mit Magnesiumcitrat wird Citrat zugeführt, das vielfältige gesundheitsfördernde Wirkungen verspricht: (1) Citrat verbessert die Magnesiumaufnahme. (2) Citrat bindet Protonen (H^+-Ionen), die Träger der Säure. Dadurch vermindert sich die Säurelast. (3) Aufgrund der geringeren Säurelast wird weniger Bikarbonat verbraucht und die Pufferkapazität geschont. (4) Die Säurelast der Nierenzellen vermindert sich durch Citrat und der pH-Wert des Urins erhöht sich. Die Vermeidung einer zu hohen Säurelast schont die Nieren und verhindert die Schädigung der empfindlichen Nierenkörperchen und Kanälchen, eine Notwendigkeit für die Erhaltung leistungsfähiger Nieren im Alter. Da die Nieren die Hauptlast der Säureausscheidung tragen, muß ihre Funktionstüchtigkeit bewahrt werden. Das gelingt nur mit lebenslang moderater Säurebelastung. (5) Die Zufuhr von Citrat vermindert das Risiko für die Bildung von Urinsteinen in den Nieren (ROBINSON 2009, WHITSON 2009, ZERWEKH 2007, ZACCHIA 2010, CAUDARELLA 2009). Nierensteine können mit Citrat sogar aufgelöst werden (TRINCHIERI 2009). – Ebenso vermindert Magnesium das Risiko für Calciumoxalat-Steine (JOHANSSON 1982). Magnesiumcitrat sollte mit viel Wasser eingenommen werden, wodurch der Urin verdünnt wird und sich die Konzentration an Calcium und Oxalat reduziert. Das ergibt gleichfalls eine geringere Gefahr zur Kristall- und Steinbildung. Auch die Beschränkung der Calciumzufuhr vermindert das Risiko für Calciumoxalat-Steine.

Ein Citrat-Molekül ($C_6H_5O_7^{3-}$) bindet drei Protonen (H^+-Ionen), wobei Zitronensäure entsteht ($C_6H_8O_7$), die in den Zellen in die Mitochondrien eingeschleust und im Zitronensäure-Zyklus verwertet wird. Dabei wird die Zitronensäure oxidiert. Als Endprodukte fallen Wasser und Kohlendioxid an (H_2O und CO_2), das als Kohlensäure (H_2CO_3) gelöst wird. Kohlendioxid wird über die Lungen abgeatmet, womit die Kohlensäure entfernt ist.

Die Zufuhr von Citrat ist somit eine effektive Methode zur Verminderung der Säurelast.

Außerdem entlastet Citrat das Kohlensäure-Bikarbonat-Puffersystem, das wichtigste Puffersystem des Blutes, das wesentlich dazu beiträgt, den Blut-pH-Wert von 7,4 innerhalb enger Grenzen konstant zu halten. Bei vielen Menschen besteht jedoch ein Defizit an Bikarbonat, weil sie sich zu wenig mit der Nahrung zuführen (zu wenig Obst und Gemüse), oder weil sie zu viel verbrauchen aufgrund proteinreicher Ernährung (Fleisch, Fisch, Eier, Milch, Käse, Quark, Joghurt, Sojaprodukte, Hülsenfrüchte). Hoch ist der Bikarbonat-Verbrauch pro Gramm Protein bei geringem Proteinwert (Sojaprodukte, erhitzte Milchprodukte). Hier wird nur ein geringer Teil zum Aufbau körpereigener Proteine genutzt. Stattdessen wird das Protein größtenteils energetisch verwertet unter Verbrauch von Bikarbonat.

Besteht ein Defizit an Bikarbonat und fällt das pH-Milieu in Blut und Knochengewebe nur leicht ab, so setzt ein stark beschleunigter Knochenabbau ein, wodurch Bikarbonat aus den Knochen freigesetzt und das Defizit im Blut ausgeglichen wird. Hält diese Stoffwechsellage an, so kommt es zu Knochenschwund und schließlich zu Osteoporose, weil der Organismus genötigt ist, seine Bikarbonat-Reserven in den Knochen zu nutzen. – Citrat hilft, Bikarbonat einzusparen und Knochenschwund zu vermeiden.

Ein Defizit an Bikarbonat ist verbunden mit verminderter Pufferbasen-Konzentration bzw. einem zu geringen Basenüberschuß im Blut – zwei Laborwerte von hoher Aussagekraft (Schaffartzik 2007). Dabei leidet besonders das Bindegewebe unter der Säurelast, wodurch viele Beschwerden und Erkrankungen gefördert und verursacht werden. Betroffen sind vor allem Knochen, Muskulatur, Gelenkknorpel, Bandscheiben, Sehnen und Bänder, die bei Säurebelastung schneller altern und allmählich geschädigt werden. Auch erhöht sich das Schmerzempfinden bei Säurebelastung der Gewebe (Holzer 2009, Ugawa 2002). Basenpräparate helfen gegen Muskel-, Nacken- und Rückenschmerzen (Vormann 2001, Liang 2012), ebenso bei Fibromyalgie. Magnesiumcitrat wirkt gegen Migräne (Peikert 1996). Citrat hilft gegen Gicht, die Überlastung mit Harnsäure (Saito 2010). Bei Rheumatikern hat die Gelenkflüssigkeit einen niedrigen pH-Wert (Farr 1985). Chronische Säurebelastung läßt die Gelenkknorpel schneller verschleißen mit der Folge von Arthrose und schmerzhafter Arthritis. Auch der Faserring der Bandscheiben wird allmählich geschädigt, wodurch sich das Risiko eines Bandscheibenvorfalls erhöht. – Regeneration und Aufbau all dieser Gewebe wird gefördert durch Magnesium, Vitamin C, D, Zink, Silizium und Antioxidantien.

Wird beim Sport die Muskulatur stark beansprucht, erfolgt die Energiegewinnung nicht allein aerob (mit Sauerstoff), sondern auch anaerob (ohne Sauerstoff), wobei Laktat anfällt (Salz der Milchsäure). Je höher die Intensität der Muskelarbeit, desto höher die Laktat-Bildung und desto stärker die Laktat-Azidose im Muskelgewebe und im Blut. Das vermindert die sportliche Leistung und zwingt schlimmstenfalls zum Belastungsabbruch. – Die Gabe von Citrat vermindert die Säurelast im Muskel bei starker Beanspruchung (Street 2005). Citrat verhilft Läufern zu besseren Zeiten über 3000 und 5000 Meter (Shave 2001, Oöpik 2003).

Die Einnahme von Citrat ist besser als die von Bikarbonat über ein Basenpulver. Denn Natriumbikarbonat schmeckt unangenehm, neutralisiert die Magensäure und kann eine Natriumüberlastung verschlimmern. Wird die Magensäure durch Bikarbonat gepuffert, so reagiert der Organismus mit verstärkter Säurebildung. Einer zu geringen Konzentration an Magensäure folgt eine zu hohe. – Citrat wirkt hingegen neutral auf die Bildung der Magensäure. Somit ist Citrat zu bevorzugen, am besten als Magnesiumcitrat.

Die Citrattherapie ist einfach und wirksam gegen viele Leiden und Erkrankungen. Citrat verspricht großen Gewinn bei der Wiederherstellung und Bewahrung der Gesundheit. Citrat ist zwar nicht essentiell, aber dennoch eine wertvolle Substanz, die man sich täglich in ausreichender Menge zuführen sollte, am besten mit Obst und Gemüse.

Der Gehalt an Fruchtsäuren in Obst und Gemüse: Zitronensäure (Citrat), Apfelsäure (Malat) und Weinsäure (Tartrat) (Tabelle rechte Seite, Angaben in mg/ 100 g eßbarer Anteil).

Der Verzehr von einem Kilogramm Obst liefert etwa 5 bis 15 Gramm Fruchtsäuren bzw. deren Salze. Das ist eine beachtliche Menge. Das richtige Maß an Fruchtsäuren vermittelt Wohlgeschmack, gegen zu viel Säure im halbreifen Obst wehrt sich der Körper mit einer instinktiven Sperre.

Bei Trimagnesiumdicitrat ($Mg_3(C_6H_5O_7)_2$) kommen auf 100 mg Magnesium in einer Kapsel reichlich 600 mg Citrat. Magnesiumhydrogencitrat enthält etwa 1250 mg Citrat pro 100 mg Magnesium.

[mg/100 g]	Zitronensäure	Apfelsäure	Weinsäure
Ananas	600 - 900	100	
Apfel	18 - 30	550	
Aprikose	400	1000	
Banane	270	360	
Birne	140	170	
Brombeere	20	900	800
Erdbeere	750 - 950	140	
Grapefrucht	1300 - 1500	180	
Heidelbeere	500	850	120
Himbeere	1700	400	
Kirsche (süß)	13	940	
Kiwi	1000	500	
Mango	300	75	80
Orange	1000 - 1300	160	
Passionsfrucht	3000 - 3500		
Pfirsich	240	330	
Pflaume	35	1200	
Stachelbeere	720	720	120
Weinbeere	25	540	500
Zitrone	4500 - 7000		
Broccoli	210		
Kartoffel	530		
Kohlrabi	150		
Paprika	260		
Radieschen	100		
Tomate	330		

Die Verkalkung der weichen Gewebe wird durch Vitamin K_1 und K_2 verhindert, wobei K_2 eine stärkere Wirkung ausübt, besonders in der Form von MK7. Auch Knochenaufbau und Verkalkung der Knochen werden gefördert durch K_1 und K_2, zusammen mit Vitamin D, C und Magnesium.

Vitamin K_1 erlangen wir über Salatblätter und Grünblattgemüse, am besten in Kombination mit gesundem Fett (z. B. Kokosöl, Avocado oder Butter). Denn Fett steigert die Aufnahme, weil Vitamin K fettlöslich ist, ebenso wie Vitamin D.

Unklar ist derzeit, inwieweit Vitamin K_1 von den Darmbakterien in K_2 umgewandelt, und wieviel anschließend aufgenommen wird.

Vitamin K_2 kommt nur in tierischem Fett vor, in Fleisch, Milch und Butter, sofern die Tiere auf grünen Wiesen geweidet haben. Auf die grünen Kräuter im Futter kommt es an. Doch selbst dann ist ungewiß, ob mit Fleisch und Butter wenigstens der Grundbedarf an K_2 gedeckt wird. Um einem Mangel vorzubeugen, empfiehlt sich die Zufuhr von Vitamin K_2 MK7 über ein gutes Präparat: im Normalfall zumindest 100 µg täglich; bei Osteoporose, verkalkten Arterienwänden und verkalkten Nieren nimmt man besser 200 µg. Das verhindert nicht nur die weitere Verkalkung der weichen Gewebe, es kann die Verkalkung sogar wieder rückgängig machen, wenngleich dieser Prozeß Jahre erfordert. Auch Vitamin K_1 ist in dieser Hinsicht hilfreich, aber weniger wirksam als K_2.

Bei der Behandlung mit gerinnungshemmenden Medikamenten vom Typ Phenprocuomon (*Marcumar*®) bleibt bei Einnahme eines Vitamin-K_2-Präparates der Quick-Wert unverändert (dieser gibt Auskunft über die Kapazität der Blutgerinnung). Für Vitamin K_1 gilt das allerdings nicht, denn Vitamin K_1 aktiviert gerinnungsfördernde und gerinnungshemmende Faktoren.

Dennoch verspricht selbst die wohldosierte Zufuhr von Vitamin K_1 Vorteile bei der Stabilisierung der Blutgerinnung (Gebuis 2011, Rombouts 2007, Sconce 2007). Die Gefahr bei der Behandlung mit gerinnungshemmenden Medikamenten (Vitamin-K-Antagonisten) besteht in einer beschleunigten Verkalkung der Gefäßwände (Chatrou 2012). Dagegen hilft Vitamin K_2 in Kombination mit Vitamin D und Magnesium sowie maßvoller Calcium- und Phosphatzufuhr.

Eine höhere Zufuhr von Vitamin K_1 über die Nahrung ist verbunden mit einer höheren Lebenserwartung. Selbst Personen mit fortgeschrittener Arteriosklerose haben mit Vitamin K ein geringeres Infarkt- und Sterberisiko (Juanola-Falgarona 2014). Deshalb ist jede Einschränkung der Vitamin-K-Zufuhr kritisch zu sehen.

Zusammenfassung

1. *Ein optimaler Vitamin-D-Spiegel* ist anzustreben und lebenslang aufrechtzuerhalten – 50 bis 90 ng/ml.
2. *Ausreichende Zufuhr von Obst und Gemüse.*
3. *Überlastung mit Calcium und Phosphat vermeiden.* – Zurückhaltung bei Käse, Milch und Wurst; keine Cola oder Limonade; keine Phosphatzusätze, keine Calcium-Präparate.
4. *Einnahme von Magnesium.* – Im Normalfall genügen dreimal täglich 100 mg Magnesium (dreimal eine Kapsel Magnesiumcitrat), mit viel Wasser eingenommen. Bei erhöhter Calciumzufuhr über Milch, Käse oder Joghurt ist auch die Magnesiumzufuhr zu steigern.
5. *Einnahme von Vitamin* K_2. – Bei Gesunden mindestens 100 µg K_2 MK7 täglich. Bei Osteoporose 200 µg, ebenso bei Patienten mit verkalkten Arterienwänden oder verkalkten Nieren.

Vitamin D und Magnesium zusammen beenden das MANOS-Syndrom (Erläuterung auf Seite 17).

Wer sich richtig ernährt, der braucht keine Medizin;
wer sich falsch ernährt, dem hilft keine Medizin.

HIPPOKRATES

Literaturverzeichnis

Calciumüberlastung

MICHAËLSSON; WOLK; LANGENSKIÖLD et al.: Milk intake and risk of mortality and fractures in women and men: cohort studies. *BMJ*. 2014 Oct 28;349:g6015.

MICHAËLSSON; MELHUS; WARENSJÖ et al.: Long term calcium intake and rates of all cause and cardiovascular mortality: community based prospective longitudinal cohort study. *BMJ*. 2013 Feb 12;346:f228.

Magnesiumstatus

GOODMAN, DENNIS: *Magnificent Magnesium*. New York 2014.

THOMAS, LOTHAR: *Labor und Diagnose*. 8. Auflage 2012.

Magnesium und Vitamin D

ANDERSON; LEE et al.: The effect of dietary calcium on 1,25(OH)2D3 synthesis and sparing of serum 25(OH)D3 levels. *J Steroid Biochem Mol Biol*. 2010 Jul;121(1-2):288-92.

Magnesiumcitrat

WALKER; MARAKIS; CHRISTIE; BYNG: Mg citrate found more bioavailable than other Mg preparations in a randomised, double-blind study. *Magnes Res*. 2003 Sep;16(3):183-91.

Erhöhte Sterberate bei Magnesiummangel

DENG; SONG; MANSON et al.: Magnesium, vitamin D status and mortality: results from US National Health and Nutrition Examination Survey (NHANES) 2001 to 2006 and NHANES III. *BMC Med.* 2013 Aug 27;11:187.

GUASCH-FERRÉ; BULLÓ; ESTRUCH et al.: Dietary magnesium intake is inversely associated with mortality in adults at high cardiovascular disease risk. *J Nutr.* 2014 Jan;144(1):55-60.

REFFELMANN; ITTERMANN; DÖRR et al.: Low serum magnesium concentrations predict cardiovascular and all-cause mortality. *Atherosclerosis.* 2011 Nov;219(1):280-4.

RYLANDER; BONEVIK; RUBENOWITZ: Magnesium and calcium in drinking water and cardiovascular mortality. *Scand J Work Environ Health.* 1991 Apr;17(2):91-4.

SALEM; KASINSKI; MUNOZ; CHERNOW: Progressive magnesium deficiency increases mortality from endotoxin challenge: protective effects of acute magnesium replacement therapy. *Crit Care Med.* 1995 Jan;23(1):108-18.

ZHANG; ISO; OHIRA et al.: Associations of dietary magnesium intake with mortality from cardiovascular disease: the JACC study. *Atherosclerosis.* 2012 Apr;221(2):587-95.

Erhöhte Sterberate bei Vitamin-D-Mangel

DOBNIG; PILZ; SCHARNAGL et al.: Independent association of low serum 25-hydroxyvitamin d and 1,25-dihydroxyvitamin d levels with all-cause and cardiovascular mortality. *Arch Intern Med.* 2008 Jun 23;168(12):1340-9.

MELAMED; MICHOS; POST; ASTOR: 25-hydroxyvitamin D levels and the risk of mortality in the general population. *Arch Intern Med.* 2008 Aug 11;168(15):1629-37.

RICHARDS; VALDES; GARDNER et al.: Higher serum vitamin D concentrations are associated with longer leukocyte telomere length in women. *Am J Clin Nutr.* 2007 Nov;86(5):1420-5.

SCHIERBECK; JENSEN; BANG et al.: Parathyroid hormone and vitamin D-markers for cardiovascular and all cause mortality in heart failure. *Eur J Heart Fail.* 2011 Jun;13(6):626-32.

SCHÖTTKER; HAUG; SCHOMBURG et al.: Strong associations of 25-hydroxyvitamin D concentrations with all-cause, cardiovascular, cancer, and respiratory disease mortality in a large cohort study. *Am J Clin Nutr.* 2013 Apr;97(4):782-93.

YU; DONNAN; FLYNN et al.: Increased mortality and morbidity in mild primary hyperparathyroid patients. The Parathyroid Epidemiology and Audit Research Study (PEARS). *Clin Endocrinol* (Oxf). 2010 Jul;73(1):30-4.

ZITTERMANN; VON HELDEN; GRANT: An estimate of the survival benefit of improving vitamin D status in the adult german population. *Dermatoendocrinol.* 2009 Nov;1(6):300-6.

Die Folgen hoher Parathormon-Spiegel

GRANDI; BREITLING; HAHMANN et al.: Serum parathyroid hormone and risk of adverse outcomes in patients with stable coronary heart disease. *Heart.* 2011 Aug;97(15):1215-21.

KRITCHEVSKY; TOOZE; NEIBERG et al.: 25-Hydroxyvitamin D, parathyroid hormone, and mortality in black and white older adults: the health ABC study. *J Clin Endocrinol Metab.* 2012 Nov;97(11):4156-65.

PILZ; TOMASCHITZ; DRECHSLER et al.: Parathyroid hormone level is associated with mortality and cardiovascular events in patients undergoing coronary angiography. *Eur Heart J.* 2010 Jul;31(13):1591-8.

VALDES; RICHARDS; GARDNER et al.: Telomere length in leukocytes correlates with bone mineral density and is shorter in women with osteoporosis. *Osteoporos Int.* 2007 Sep;18(9):1203-10.

VAN BALLEGOOIJEN; REINDERS; VISSER; BROUWER: Parathyroid hormone and cardiovascular disease events: A systematic review and meta-analysis of prospective studies. *Am Heart J.* 2013 May;165(5):655-64, 664.e1-5.

van Ballegooijen; Reinders; Visser: Serum parathyroid hormone in relation to all-cause and cardiovascular mortality: the Hoorn study. *J Clin Endocrinol Metab.* 2013a Apr;98(4):E638-45.

Die gesundheitsfördernde Wirkung des Citrats

Caudarella; Vescini: Urinary citrate and renal stone disease: the preventive role of alkali citrate treatment. *Arch Ital Urol Androl.* 2009 Sep;81(3):182-7.

Farr; Garvey; Bold et al.: Significance of the hydrogen ion concentration in synovial fluid in rheumatoid arthritis. *Clin Exp Rheumatol.* 1985 Apr-Jun;3(2):99-104.

Holzer: Acid-sensitive ion channels and receptors. *Handb Exp Pharmacol.* 2009;(194):283-332.

Jaipakdee; Prasongwatana; Premgamone et al.: The effects of potassium and magnesium supplementations on urinary risk factors of renal stone patients. *J Med Assoc Thai.* 2004 Mar;87(3):255-63.

Johansson; Backman; Danielson et al.: Effects of magnesium hydroxide in renal stone disease. *J Am Coll Nutr.* 1982;1(2):179-85.

Liang; Li; Tao et al.: The relationship between low pH in intervertebral discs and low back pain: a systematic review. *Arch Med Sci.* 2012 Dec 20;8(6):952-6.

Mandel; Taylor; Curhan: Dietary and lifestyle factors and medical conditions associated with urinary citrate excretion. *Clin J Am Soc Nephrol.* 2013 Jun;8(6):901-8.

Oöpik; Saaremets; Medijainen et al.: Effects of sodium citrate ingestion before exercise on endurance performance in well trained college runners. *Br J Sports Med.* 2003 Dec;37(6):485-9.

PEIKERT; WILIMZIG; KÖHNE-VOLLAND: Prophylaxis of migraine with oral magnesium: results from a prospective, multi-center, placebo-controlled and double-blind randomized study. *Cephalalgia*. 1996 Jun;16(4):257-63.

ROBINSON; LEITAO; HALEBLIAN et al.: Impact of long-term potassium citrate therapy on urinary profiles and recurrent stone formation. *J Urol*. 2009 Mar;181(3):1145-50.

SAITO; MATSUZAWA; ITO et al.: The alkalizer citrate reduces serum uric Acid levels and improves renal function in hyperuricemic patients treated with the xanthine oxidase inhibitor allopurinol. *Endocr Res*. 2010;35(4):145-54.

SCHAFFARTZIK: Base excess. Parameter with exceptional clinical significance. *Anaesthesist*. 2007 May;56(5):478-81.

SHAVE; WHYTE; SIEMANN; DOGGART: The effects of sodium citrate ingestion on 3,000-meter time-trial performance. *J Strength Cond Res*. 2001 May;15(2):230-4.

STREET; NIELSEN; BANGSBO; JUEL: Metabolic alkalosis reduces exercise-induced acidosis and potassium accumulation in human skeletal muscle interstitium. *J Physiol*. 2005 Jul 15;566(Pt 2):481-9.

TOSUKHOWONG; BORVONPADUNGKITTI; PRASONGWATANA et al.: Urinary citrate excretion in patients with renal stone: roles of leucocyte ATP citrate lyase activity and potassium salts therapy. *Clin Chim Acta*. 2002 Nov;325(1-2):71-8.

TRINCHIERI; ESPOSITO; CASTELNUOVO: Dissolution of radiolucent renal stones by oral alkalinization with potassium citrate/potassium bicarbonate. *Arch Ital Urol Androl*. 2009 Sep;81(3):188-91.

UGAWA; UEDA; ISHIDA et al.: Amiloride-blockable acid-sensing ion channels are leading acid sensors expressed in human nociceptors. *J Clin Invest*. 2002 Oct;110(8):1185-90.

VORMANN; WORLITSCHEK; GOEDECKE: Supplementation with alkaline minerals reduces symptoms in patients with chronic low back pain. *J Trace Elem Med Biol*. 2001;15(2-3):179-83.

WHITSON; PIETRZYK; JONES et al.: Effect of potassium citrate therapy on the risk of renal stone formation during spaceflight. *J Urol.* 2009 Nov;182(5):2490-6.
ZACCHIA; PREISIG: Low urinary citrate: an overview. *J Nephrol.* 2010 Nov-Dec;23 Suppl 16:S49-56.
ZERWEKH; ODVINA; WUERMSER; PAK: Reduction of renal stone risk by potassium-magnesium citrate during 5 weeks of bed rest. *J Urol.* 2007 Jun;177(6):2179-84.
ZUCKERMAN; ASSIMOS: Hypocitraturia: pathophysiology and medical management. *Rev Urol.* 2009 Summer;11(3):134-44.

Vitamin K und Blutgerinnung

CHATROU; WINCKERS; HACKENG et al.: Vascular calcification: the price to pay for anticoagulation therapy with vitamin K-antagonists. *Blood Rev.* 2012 Jul;26(4):155-66.
GEBUIS; ROSENDAAL; VAN MEEGEN; VAN DER MEER: Vitamin K1 supplementation to improve the stability of anticoagulation therapy with vitamin K antagonists: a dose-finding study. *Haematologica.* 2011 Apr;96(4):583-9.
ROMBOUTS; ROSENDAAL; VAN DER MEER: Daily vitamin K supplementation improves anticoagulant stability. *J Thromb Haemost.* 2007 Oct;5(10):2043-8.
SCONCE; AVERY; WYNNE; KAMALI: Vitamin K supplementation can improve stability of anticoagulation for patients with unexplained variability in response to warfarin. *Blood.* 2007 Mar 15;109(6):2419-23.

Vitamin K unterdrückt Entzündungen

FERLAND: Vitamin K, an emerging nutrient in brain function. *Biofactors*. 2012 Mar-Apr;38(2):151-7.

IIJIMA; SHINZAKI; TAKEHARA: The importance of vitamins D and K for the bone health and immune function in inflammatory bowel disease. *Curr Opin Clin Nutr Metab Care*. 2012 Nov;15(6):635-40.

JUANOLA-FALGARONA; SALAS-SALVADÓ et al.: Dietary intake of vitamin K is inversely associated with mortality risk. *J Nutr.* 2014 May;144(5):743-50.

JUANOLA-FALGARONA; SALAS-SALVADÓ; ESTRUCH et al.: Association between dietary phylloquinone intake and peripheral metabolic risk markers related to insulin resistance and diabetes in elderly subjects at high cardiovascular risk. *Cardiovasc Diabetol*. 2013 Jan 8;12:7.

KUWABARA; TANAKA; TSUGAWA et al.: High prevalence of vitamin K and D deficiency and decreased BMD in inflammatory bowel disease. *Osteoporos Int*. 2009 Jun;20(6):935-42.

OHSAKI; SHIRAKAWA; MIURA et al.: Vitamin K suppresses the lipopolysaccharide-induced expression of inflammatory cytokines in cultured macrophage-like cells via the inhibition of the activation of nuclear factor κB through the repression of IKKα/β phosphorylation. *J Nutr Biochem*. 2010 Nov;21(11):1120-6.

SHEA; CUSHMAN; BOOTH et al.: Associations between vitamin K status and haemostatic and inflammatory biomarkers in community-dwelling adults. The Multi-Ethnic Study of Atherosclerosis. *Thromb Haemost*. 2014 Sep 2;112(3):438-44.

SHEA; BOOTH; MASSARO et al.: Vitamin K and vitamin D status: associations with inflammatory markers in the Framingham Offspring Study. Am J Epidemiol. 2008;167(3):313-20.

Ergänzende Literatur

HELDEN, RAIMUND VON: *Vitamin-D-Lehrgang.* pdf-Datei. www.VitaminDelta.de (2011).

HOLICK, MICHAEL; JENKINS, MARK: *Schützendes Sonnenlicht.* Stuttgart 2005.

HOLICK, MICHAEL: *The Vitamin D Solution: A 3-Step Strategy to Cure Our Most Common Health Problems.* New York 2010.

KLEIN, THOMAS: *Sonnenlicht, das größte Gesundheitsgeheimnis. Sonnenmangel und seine schwerwiegenden Folgen.* 2. Auflage Dresden 2010.

SORENSON, MARC: *Vitamin D3 and Solar Power for optimal Health.* 2. Auflage Saint George 2008.

SPITZ, JÖRG: *Vitamin D. Das Sonnenhormon für unsere Gesundheit und der Schlüssel zur Prävention.* Schlangenbad 2008.

SPITZ, JÖRG; GRANT, WILLIAM: *Krebszellen mögen keine Sonne.* Lünen 2009.

WORM, NICOLAI: *Heilkraft D.* Lünen 2009.

ZITTERMANN, ARMIN: *Vitamin D in der Präventivmedizin.* Bremen 2010.

Weiterführende Informationen gibt Dr. RAIMUND VON HELDEN auf seiner Internetseite www.VitaminDelta.de:

- Selbsttest: meine Vitamin D-Mangel-Symptome
- Selbsttest: mein Vitamin D-Spiegel
- Selbsttest: Die Ursachen meines Vitamin D-Mangels
- Ärztliche Hilfe gegen den Vitamin D-Mangel
- Test: Irrtümer über Vitamin D
- Test: Rekorde und Superlative
- Zifferblatt-Regel: www.vitaminDelta.de/sonnendauer.html
- Ärztliche Hilfe: www.vitaminDelta.de/praxisnetz
- Patientenberichte: www.vitaminDelta.de/erfolge

Sachwortverzeichnis

Abgeschlagenheit
17, 19, 39, 40, 48
Adrenalin 20 – 23, 42, 43
Adynamie 17 – 19, 47
Allergie 13, 39, 49, 50, 104
Alpträume 45
Alterung 115, 119, 120
Antioxidantien
27, 87, 93, 100, 131
Antriebslosigkeit 17, 18
Apfelsäure 132, 133
AP-Wert 25, 44, 69, 70
Arteriosklerose 14, 86, 134, 135
Arthritis. Siehe
Gelenkbeschwerden
Asthma 51
Aufmerksamkeitsdefizit 42
Autoimmunerkrankungen 14, 65

Bänder 131
Bandscheiben 24, 131
Basenpulver 131, 132
Basenüberschuß 26, 130
Beinschmerzen
32, 33, 35, 59, 112
Bikarbonat 129, 130, 132
Blässe 20
Blutdruck 20 – 22, 43, 44, 112
Blutgerinnung 135, 142
Bluthochdruck 14
Bronchitis 51

Calcitonin 36, 54
Calcitriol 36, 54, 64
Calcium 18 – 23, 26, 29, 36, 38,
44, 51, 53, 54, 69, 86 – 88,
105, 115 – 119, 122 – 129,
135, 136
Calcium, Aufnahme 23, 61, 62,
69, 87, 115, 116, 122
Calcium, Ausscheidung 115, 122
Calcium, Defizit 115, 117
Calcium-Magnesium-Verhältnis
127, 128
Calcium, Mangel 21, 69, 112, 116
Calciumpräparate 87, 105, 119
Calciumspiegel
68, 69, 73, 86, 109, 123, 124
Calcium, Überlastung 84, 109,
115, 116, 119, 122, 126
Calcium, Verluste
23, 26, 69, 87, 117
Calcium, Zufuhr 117, 119, 123
Chlorophyll 102, 128
Citrat 129 – 132.
Siehe auch *Magnesiumcitrat,*
Zitronensäure
Colitis 55, 56
Cortison 43, 44, 55, 56

Darm 122
Darmentzündung 55
Demenz 110
Depressionen
13, 17, 20, 34, 35, 44
Diabetes 14, 108
Drehschwindel 30
Durchblutungsstörungen 17, 47

Durchfall 55
Dystonie 112–113

Elektrolytstörung 120
Energielosigkeit 34
Erbrechen 23, 37, 47, 48
Erschöpfung
17, 18, 35, 37, 45, 47, 112
Erythrozyten 120, 121

Fibromyalgie 44
Fingernägel, brüchige 53

Gefäßkrämpfe 47
Gelenkbeschwerden 28, 127, 131
Genetische Stabilität 124
Gliederschmerzen 35, 44, 131

Halluzinationen 45
Hautalterung 89, 102
Hauterkrankungen 127
Hauttyp 67, 100
Herzerkrankungen 109
Herzmuskelschwäche 18, 53 – 55
Herzstillstand 123
Hörstörung 13
Hyperaktivität 42
Hypercalcämie 109.
Siehe *Calcium, Überlastung*
Hypomagnesiämie 120, 123

Immunschwäche 65
Immunsystem 51, 55, 88
Infektanfälligkeit 51, 65
Infektionskrankheiten 62

Kälteempfindlichkeit 17, 20
Knochenabbau 24, 29, 56, 69, 70,
73, 116, 117, 120, 125,
130, 131
Knochenaufbau 88, 134
Knochenschmerzen 13
Kohlensäure 130
Konzentrationsstörungen
17, 19, 40
Koordinationsstörungen 17, 89
Kopfschmerzen 17, 20, 21, 36,
41, 43, 44, 59, 112
Kraftlosigkeit 17, 33, 38, 50, 112
Krebs 14, 38, 61, 65, 73, 124
Kreislaufbeschwerden 20, 29,
36, 41, 43, 48, 50, 59, 112
Kribbelgefühle 33, 41, 46, 47, 55

Laktat 131
Lebenserwartung 11, 14,
119–121, 125, 135
Lidzucken 18, 39, 40, 112
Lungenkrankheiten 108

Magensäure 132
Magenschleimhaut 126
Magnesium 32, 41, 45, 115, 117,
120–129, 131–136
Magnesium, Aufnahme
115, 122, 126
Magnesium, Ausscheidung
115, 122
Magnesium, äußere Anwendung
127
Magnesiumchlorid 127
Magnesiumcitrat 125, 126,
129–132, 136
Magnesium, Defizit 115

Magnesium, Einnahme 125, 126
Magnesium, Mangel 115, 116, 121, 122, 125–128
Magnesium, Präparat 125, 126
Magnesiumspiegel 120–124
Magnesium, Status 120, 121
Magnesium, Zufuhr 117, 122, 123, 126
Malat 132
Mattigkeit 13, 31, 35, 37, 38, 44, 46, 52
Menière-Krankheit 13, 30
Migräne 13, 41
Migräneanfälle 41, 43
Milchprodukte 116–119, 122, 126, 128, 130
Milchsäure 131
Mitochondrien 129
Morbus Crohn 75
Müdigkeit 13, 17, 19, 33–37, 42, 47, 57, 59, 112
Multiple Sklerose 14, 57
Muskelkrämpfe 29, 34, 39, 40
Muskelschmerzen 17, 18, 29, 34, 37, 131
Muskelschwäche 17
Muskelzucken 17, 18, 30, 31, 37–43, 50, 57, 59, 112

Nebenschilddrüsen 124
Nieren 23 – 26, 69, 87, 115, 116, 122–126, 129, 134, 136
Nierenfunktion 110, 116
Nierensteine 110

Orthostase 17, 20, 47
Osteomalazie 17, 24, 25, 62, 65, 68
Osteoporose 14, 17, 24, 61, 65, 69, 70, 73, 88, 116, 125, 134
Oxalat 129

Parathormon 36, 54, 110, 117, 120, 124, 125
Phosphat 115–118, 128, 136
Phosphat, Ausscheidung 115
Phosphat, Gehalt 117, 118
Phosphat, Überlastung 115–119
Phosphatzusatz 117
Phosphorsäure 117
Pilzbefall 127
Protein 130
Pufferbasen-Konzentration 130

Rachitis 17, 24, 25, 62, 65, 71, 74
Rastlosigkeit 17, 19
Raynaud-Krankheit 47, 55
Rheuma 28
Rückenschmerzen 13, 24, 28, 31–34, 37, 41, 44, 47, 50, 2, 112, 131
Sarkoidose 111
Säurelast 129 – 131
Schlaf 45
Schlaflosigkeit 19, 34, 44
Schlafstörung 17
Schmelzerosion 125
Schmerzempfinden 131
Schmerzen 32
Schwäche 17, 18, 38, 52
Schwangerschaft 105, 106, 108
Schwellungen 28
Schwindel 21, 30, 41, 43, 45

Schwitzen 22, 37, 55
Sehnen 131
Sehstörungen 21
Silizium 131
Skelettschäden 17, 23
Sodbrennen 56, 57
Sonnenallergie 13, 29, 39, 49, 50, 101
Sonnenbad 29, 31, 38, 39, 60, 66, 67, 81, 91, 92, 94, 95, 99
Sonnenschutzmittel 50, 60, 66, 67, 92, 101
Sonnentherapie 13, 93, 94
Sterberate 119, 124, 125

Thrombose 109
Tinnitus 54
Tuberkulose 65

Übelkeit 20, 22, 23, 48, 52
Urin 26, 87, 129
Urinsteine 129
UVA-Strahlung 66, 89, 99–102
UVB-Bestrahlung 60, 62, 64, 74–76, 81, 89
UVB-Strahler 67, 90
UVB-Strahlung 49, 60, 66, 67, 73, 89, 91, 92, 96, 99–102
Verhaltensveränderungen 17
Verkalkung 86, 87, 108, 115, 116, 134, 135
Verkalkung, Arterien, Nieren 134
Verkalkung, Knochen 134
Vitamin C 93, 100, 131, 134
Vitamin D, Aktivierung 36, 105, 111, 115, 116, 122–124
Vitamin-D-Bildung 32, 49, 60, 66, 89, 91, 92, 101
Vitamin-D-Gehalt
  Nahrung 96–98
Vitamin-D-Mangelsyndrom 17, 38, 45, 49, 61, 65
Vitamin-D-Präparate 67, 80–85, 94, 106–110
Vitamin-D-Präparaten 81, 85, 103, 108, 109
Vitamin-D-Spiegel 59–61, 116, 123
  Ermittlung 63–70
Vitamin-D-Test 58, 64, 65, 67
Vitamin-D-Therapie 71–95
Vitamin K1 134, 135
Vitamin K2 134–136

Wachstumsschmerzen 48, 49
Wadenkrämpfe 13, 15, 30–37, 41, 45, 46, 47, 50, 112
Weinsäure 132, 133

Zappeligkeit 22
Zink 131
Zitronensäure 125, 126, 129–133

Verlagsanzeigen

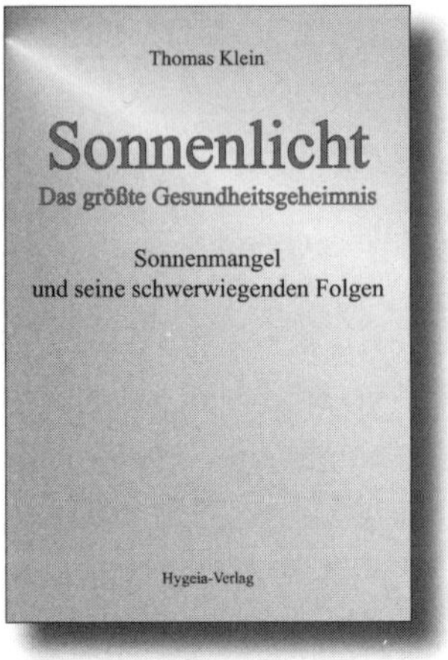

THOMAS KLEIN: *Sonnenlicht – Das größte Gesundheitsgeheimnis*

Sonnenmangel und seine schwerwiegenden Folgen

Taschenbuch, 2. Auflage, 464 Seiten
ISBN 978-3-939865-02-5

> Sehnsucht zum Licht
> ist des Lebens Gebot.
>
> HENRIK IBSEN

Sonnenlicht ist eines unserer wichtigsten Lebensbedürfnisse und durch nichts zu ersetzen. Sonnenbaden verhilft zu Gesundheit und Wohlbefinden, zu Tatkraft, Lebensfreude und geistiger Frische. Auch Muskelkraft und Ausdauer verbessern sich.

Die neuesten Erkenntnisse zur Wirkung der Sonnenstrahlung sind sensationell: So kann bei einem dauerhaft optimalen Vitamin-D-Spiegel das allgemeine Krebsrisiko um bis zu 75 Prozent gesenkt werden. Die Sonne wirkt auch Wunder bei der Verhütung von Osteoporose, Knochenerweichung, Diabetes, Bluthochdruck, Demenz, Multipler Sklerose, Infektanfälligkeit oder Autoimmunerkrankungen. Mit Hilfe der Sonne können viele vermeintlich unheilbar kranke Menschen wieder gesund werden.

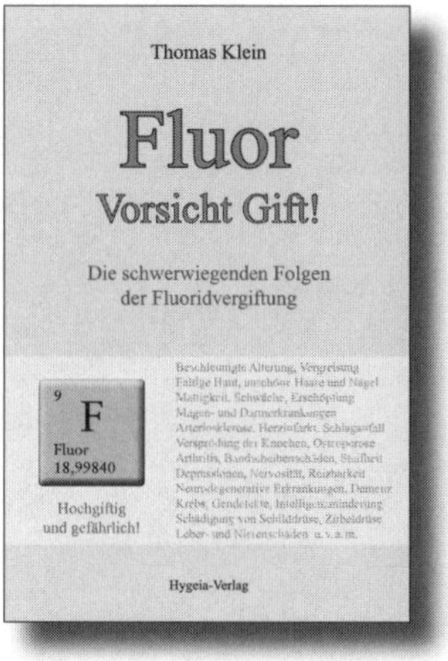

THOMAS KLEIN

Fluor – Vorsicht Gift!

Die schwerwiegenden Folgen der Fluoridvergiftung

2. Auflage
Taschenbuch, 324 Seiten
ISBN 978-3-939865-11-7

Fluorid ist ein starkes Gift. Eine unbedenkliche Dosis gibt es nicht. Bereits eine vermeintlich geringe, aber stete Belastung beschleunigt die Alterung und fördert den gesundheitlichen Verfall mit vielfältigen, meist unheilbaren Erkrankungen.

Karies ist nicht durch Fluoridaufnahme zu vermeiden. Im Gegenteil: Zähne und Gebiß werden geschädigt, bei Zahnfluorose besteht sogar erhöhte Kariesanfälligkeit. Lediglich mit lokaler Fluoridanwendung läßt sich unter Umständen das Kariesrisiko vermindern. Doch dieser zweifelhafte Nutzen muß mit chronischer Vergiftung erkauft werden.

Dieses Buch informiert umfassend und allgemeinverständlich, wie gefährlich Fluorid wirklich ist. Zur Bewahrung der Gesundheit ist die Belastung lebenslang zu minimieren.

Hygeia-Verlag www.hygeia.de